The Next Pandemic

Ali S. Khan with William Patrick

對決病毒最前線

從流感、炭疽病、SARS到伊波拉，
資深防疫專家對抗致命傳染病的全球大冒險

阿里・可汗——著　威廉・派屈克——執筆　莊安祺——譯

獻給舉世為了對抗傳染病而奮鬥的人和社區，
以及協助保護他們的疾病偵探——

推薦序

全球防疫戰事最前線的真實紀錄

疾病管制署署長　周志浩

身為全球衛生安全體系的一員，我國主動響應世界衛生組織（ＷＨＯ）政策，在二〇〇六年宣布自主實施國際衛生條例2005（IHR 2005），並有幸於二〇一六年邀請到美國聯邦疾病防治中心（ＣＤＣ）退休資深官員及現任美國內布拉斯加大學（University of Nebraska）公衛學院院長，也就是本書作者阿里（Ali S. Khan）醫師，來台擔任該條例公共衛生核心能力外部評鑑專家。初次見面，在阿里斯文的鏡框後，有著一雙熱誠、友善且睿智的眼神，外加身穿淺粉紅襯衫及印有伊波拉病毒圖騰的深紅色領帶，更能感受到其活力及對工作的熱忱，完全感覺不出他才剛歷經十多個小時的長途飛行。當時本書英文原版才剛付梓，他不忘攜帶幾本讓我們先睹為快，拜讀後讓人恍然大悟，原來其滿滿的正能量，是歷經各場棘手及驚險萬分的全球防疫戰事洗禮下淬鍊而來。

俗話說：星星之火可以燎原，若換成在傳染病防治的行話則是「在世界上任一角落爆發的傳染病，都可能會造成全球大流行。（A disease outbreak from anywhere could cause a pandemic everywhere.）」作者在本書中提及因西非各國公共衛生基礎建設不足造成伊波拉疫情爆發，及隨著航空旅行以輻射狀迅速跨境傳播的中國SARS疫情等事件，強調「全球衛生安全（Global Health Security）」以及「防疫一體（One Health）」的重要性。作者也由各事件中，點出了各種新興或再浮現的人畜共通傳染病，如禽流感、抗藥性微生物，或蚊子媒介的茲卡病毒等，除隨著人、動物、環境三者間的頻繁互動，在國家、區域或甚至洲際間快速散播，加上病原本身不斷演變及擴張，有時莫名銷聲匿跡，但又往往在人類輕忽時如狂風暴雨般席捲而來，在在呈現這些疫病不易捉摸的本質及掌控的困難度。

本書強調的另一個重點，細菌病毒全年無休，防疫也因此沒有假期，我們必須時時刻刻提高警覺。這些病菌尤其容易藉由人口大規模移動及密集接觸，趁機攻城掠地，在農曆春節流行的流感和開學後的腸病毒疫情就是最好的例證。在此書中，作者也不避諱直指美國炭疽病信件、卡崔娜風災和西非伊波拉事件中，主事者輕忽及缺乏全面性的溝通準備，亦是相關災難危害擴大肇因之一。防疫沒有捷徑，永遠只有腳踏實地、防微杜漸、積極準備、快速應變並落實事後檢討改進。

很高興見到此書被翻譯成中文，作者回顧在美國ＣＤＣ工作生涯，將一次次出生入死的經驗及令其難忘的防疫場景，化作簡練幽默的文字及精采動人的故事。不論您是在傳染病防治領域一起打拚的夥伴，或是有志投身防疫工作的學生，還是在閒暇之餘想享受一本好書的讀者們，相信此書能讓您獲益良多。

自序
疾病偵探的冒險故事

二〇一六年二月，就在我寫本文之際，茲卡的新聞正鋪天蓋地而來。這種由蚊子傳染的病毒剛傳到美洲，造成數百萬人輕微發燒的病例，但也會造成小頭症——這是一種嚴重的先天缺陷，嬰兒的頭部異常地小，而且腦部受損。南美多國已經要求人民延遲懷孕，美國也提醒孕婦暫時避免前往疫區。美國人之所以緊張，是因為本地蚊子也有傳染病例的風險。

在獅子山，很可能是由性接觸傳染，伊波拉病毒在間斷了四十二天之後捲土重來。這個病毒造成的疫情在西非延續了兩年多，而同時，還有無數禽流感疫情、食物中毒和對抗生素產生抗藥性的報導。

這些傳染病和可能發展為大流行的疾病，都加強了我寫本書的初衷：和大家分享我在公共衛生界服務二十五年的心得，關於這些頭條新聞的背景，區分流言和事實，說明哪些疾病帶來最大的風險，以及我們為什麼總是會受到微生物的侵襲。但我最重要的目標是要向大家說明，並非所有傳染病和大流行病都不可避免，只要我們有心，並且配合資源的分布，就能預防這些疾病。

儘管我這輩子對傳染病的研究一直都很有興趣，但卻是在剛果的一個村落做調查，篩檢毫無資源的伊波拉病人時，才改變了我的人生，決定我的生涯方向。那段早年的經驗告訴我，舉世之人皆對健康有一樣的渴望，不論他們各自要面對什麼樣的挑戰。

我要感謝在生涯中引領我的各位專業導師，他們人數眾多，在此只能列出其中一部分：Geoffrey Langlands、Robert Furchgott、Bob Gaines、Nancy Cox、Larry Schonberger、Louisa Chapman、Thomas Ksiazek、Mark Eberard、Lonnie King，和Howie Frumkin。我還要謝謝我的另一半克麗絲，身為藝術家的她主修英文，當我奉派在世界各地奔波時，是她打理家裡的一切，也是她以唯有親愛伴侶才有的細心，校閱並編輯這份文稿。

我還要謝謝威廉．派屈克，這位傑出的執筆人把二十五年公衛病例檔案的意識流文字紀錄化為科學冒險故事。尤其要感謝我的助理Catherine Ely，我的出版人Ben Adams對我的信心，並感謝奇蹟。

在寫作本書的過程中，我發現不自限於某一特定疾病，或者拘泥於像期刊或新聞稿的死板文字，而能以個人故事說明疾病偵探如何辨識、因應和阻止流行病傳播的幕後真相，讓我揮灑自如。透過這種方式，我不僅能敘述病菌和它們所造成的疾病，也能描寫受到這些疾病折磨的個人和社群。這些永遠是他們的故事。

1.疾病偵探的首次探查——流感病毒的威脅

流感病毒可以趁著受感染者打噴嚏、咳嗽的飛沫傳播極長的距離。因此如果要拍真正可怕病原體的恐怖片，絕不是以如伊波拉這樣的外國明星為主角。領銜主演世界末日全球大流行病主角的，非常見的流感莫屬。

生命受制於這些微小形體（微生物）的繁衍，如果這個念頭教人感到恐怖，那麼值得我們寬心的希望就是：科學在面對這些敵人時並非總是無能為力。

——法國微生物學家路易．巴斯德（Louis Pasteur）

我們在叢林裡待了約兩週後，突然有個孩子騎著摩托車趕到，通知我們叛軍勢如破竹，已經打敗了政府軍，所有武裝分子全都朝我們的方向而來：洛朗．卡比拉的游擊隊正在窮追蒙博托．塞塞．塞科的軍隊。[1]

這裡是東開賽省，約在薩伊中央，而薩伊又在非洲中央。我們之所以來到此地，是代表世界衛生組織（World Health Organization, WHO）和美國聯邦疾病防治中心（Centers for Disease Control and Prevention, CDC）去調查猴痘的疫情。這種和天花同源的疾病雖然不像天花那麼致命，卻一樣很棘手，要是疫情藉著人與人的接觸傳開來，就會變成全球大流行。因此我們的當務之急是要減緩它持續傳播的速度。只是沒想到轉瞬之間，迫在眉睫的問題變成我們該怎麼逃命。

我們致電美國大使館，他們勸我們趕緊結束調查，收拾包包火速撤離。「他們大概會搶走你們的車子和裝備，但也許不會宰了你們。」他們說。

這話聽來可教人不太放心。我們隔壁就是盧安達，最近才發生近代史上最可怕的種族大屠殺之一。蒙博托的軍隊向來以燒殺擄掠為能事，日前才傳出他們已經好幾個月沒有發餉。「發餉做什麼？」蒙博托斥責他們，或至少聽說是如此：「你們不是有槍嗎！」

最近的臨時機場遠在七十五哩外的洛賈，是在大片草木之中劈出的一道紅土小徑，然而那是我們回首都金夏沙唯一的方法。

我們的疾病偵探已經分散到各處去訪談當地居民，並且蒐集老鼠、猴子、松鼠和田鼠以便採血。猴痘雖然以「猴」命名，卻更常出現在嚙齒動物身上，人類致病的主要途徑是接觸到這些動物的體液，通常是為了捕獵牠們為食。

我們派當地村民去召回團隊成員，找到所有人後，再回頭破壞自己的營地，同時來回奔跑收妥設備。我把液態氮由瓶子裡倒出來，整個叢林霎時煙霧瀰漫，接著我取回冷冰冰的罐子，把樣本全都放在同一個箱子裡時，卻不小心燒傷了自己的手。整個過程中我們頻頻回頭，因為一位有軍事背景的同事正用衛星電話和在美國國防部的熟人聯絡。國防部說：「如果有必要，我們幾小時內就可以來接你們。」我同事問道：「怎麼

1　一九九六年第一次剛果戰爭，蒙博托（Mobutu Sésé Seko）在此次戰爭中倒台，卡比拉（Laurent Kabila）勝利後改薩伊國名為剛果民主共和國。

可能？你們在這裡又沒有任何布署。」他們只簡潔地回答說：「那是我們的問題，你們不用管。」

可是我們連自己能不能在這裡撐兩個小時都有疑問，最好是馬上離開此地，在幾天之內找到飛機載我們離開。因此我們留下卡車，十個人分別塞進三輛四驅車內，快馬加鞭衝進叢林，朝位於整整一天車程之外，最近的城市而去。

我們在緊張的靜默中行駛了兩三個小時，擔心研究會無疾而終，擔心裝備的損失，擔心村民可能因為協助我們而遭到報復。

一到河邊，我們的心不由得一沉。沒有橋。在那當下，我們似乎得拋下一切，游泳過河，不過當地人把一塊平板放在大浮筒上搭起了臨時渡口，加上一套纜索，然後徒手把我們一個個拉到河的對岸。

接下來八個小時，我們繼續在草木叢生、蚊蟲猖獗、崎嶇不平的泥濘地上行進，好不容易才走到洛賈的天主教會。這是一棟用煤渣磚砌成的低矮建築，就像汽車旅館Motel 6一般平實無華，但在我們眼裡，它卻像巴黎的麗池飯店一樣。我們可以吃到熱呼呼的食物而不必擔心染上痢疾，還可以沖個熱水澡，沖出像混濁河水的一身汙泥。神父和教友都是好人，教我們想起自己為何想協助人類的初衷。

但我得先撥衛星電話給在金夏沙的聯繫人，他告訴我們有一隊法國攝影隊隔天會飛來拍攝紀錄片。

次日，三十人座的雙螺旋槳飛機降落時，我們已準備妥當。不幸的是，數十名驚恐的村民突然現身，為了逃離叛軍和國民兵，他們也想上飛機，造成瘋狂的混亂推擠，警衛不得不對空鳴槍，要大家後退。

幾分鐘後，我們團隊的科學家、嚮導，和我們那位行事古怪的單身哺乳動物學者都繫緊了安全帶，準備起飛。可是才剛飛上天空，就碰上駭人的大雷雨，滂沱的雨勢和猛烈的亂流讓我們就像喜劇電影《空前絕後滿天飛》（Airplane!）的乘客那樣搖晃起伏。放在隨身行李裡的液態氮罐子鬆開，到處橫衝直撞。坐在我左方的那人在祈禱。我四下張望，看到身旁的法國醫生正在寫給家人的遺書，我忍不住想道，如果今天是我這輩子的最後一天，我是否已做好準備？

・・・

當初我上醫學院，從沒料到有朝一日會變成書呆版的印地安納・瓊斯。我習醫是受父親啟發，他原是農夫，只唸過小學。二次大戰爆發後，年方十四的他由喀什米爾一個偏僻的村落步行數週抵達孟買，謊報年齡為十九歲，上了一艘北歐貨輪，在輪機房當小工。

我童年時讀到法國微生物學家巴斯德駁斥「自然發生」理論，啟發了我對科學——免疫學和傳染病的興趣。在我完成小兒科和內科住院醫師訓練後，獲得兩年的獎學金，到亞特蘭大CDC擔任疾病偵探，我總愛稱這個單位為「CSI：亞特蘭大」。最後我在那裡待了近二十五年，於二〇一四年離開，轉任內布拉斯加大學醫學中心公衛學院院長。

我在CDC那些年的工作，讓我由叢林前哨，到只有騎馬才能抵達的智利村莊，到遭檢疫隔離的擁擠亞洲都市，也到環境教人不寒而慄，由外勞宰殺羊隻的波斯灣各大屠宰場。同僚和我努力阻止伊波拉病毒、SARS（嚴重急性呼吸道症候群）、MERS（中東呼吸症候群），以及其他種種教人害怕的疾病。二〇〇一年華府遭生物恐怖攻擊時，我也直接參與，阻止炭疽病傳播，並且在卡崔娜颶風侵襲紐奧良之後，重建當地的公衛基礎建設。

我希望我在公衛領域的這些冒險故事，內容精彩有趣，引人入勝。但我說這些故事的本意，是為了強調那些當疫情爆發，隨媒體斗大標題而出現的歇斯底里，和不過數週就將此事忘得一乾二淨的疏離淡漠，以及真正該讓我們嚇得屁滾尿流的長期結構性危險到底是什麼。更重要的，是希望它能為我們在面對全球公共衛生問題時，帶來長期的結構性變化。

就如我們已知（但至今卻沒有採取什麼行動去改變）的基礎建設大問題一樣——支離破碎的鐵軌、破漏的合流式下水道、危險的橋梁，我們對新出現的感染和可能產生的大流行病也抱著短視而浮躁的態度，一下子產生極端的反應，一下子卻又把它拋諸腦後。我開始動手寫本書初稿時，伊波拉才剛在西非爆發，成了頭條新聞；但在本書付梓之際，伊波拉已是明日黃花，世人的焦點轉移到茲卡病毒身上。我們不能深入了解這些時疫，也未能對更大的問題維持一貫的關注態度，終將使我們像加州斷層帶的居民所說的那樣：「等著大地震的到來」。

• • •

CDC的前身是二戰時的聯邦機構「戰區瘧疾控制」（Malaria Control in War Areas），這個機構於一九四二年成立，用意是保護美國國內的訓練基地不致有瘧疾發生，因為許多基地都位於美國南部，往往有不少蚊子。戰後不久，一九四六年，這個單位改稱「傳染病中心」（Communicable Disease Center），不過還是以瘧疾和斑疹傷寒的研究為主。當時員工大約有四百人，大部分是工程師和昆蟲學家。次年，該中心付了象徵性的十美元給艾默里大學，買下亞特蘭大克利夫頓路旁十五英畝的土地，如今CDC雖已大幅擴張，但依舊以此地為總部。

我生涯的起點——流行病調查服務訓練（Epidemic Intelligence Service, EIS）是亞歷克斯．藍穆爾（Alex Langmuir）醫師在一九五一年所創，目的是防範韓戰時可能發生的生物戰，其任務是要訓練流行病學者，一方面要了解現有的公共衛生問題，另方面也要監控外來的病菌。由那時起，EIS一直提供兩年的流行病學研究所訓練，重點放在實地調查，就像傳統的住院醫師訓練，許多教學是透過實務和指導而來。

不過EIS人員並不在醫院查房，他們的工作是評估公衛監控系統，包括設計、指揮和闡釋流行病分析；並做田野調查，了解在美國和全球可能產生的嚴重公衛問題。EIS人員針對各種各樣的問題做研究，包括小兒麻痺、鉛中毒、癌症群聚、天花、退伍軍人症、中毒性休克症候群、先天缺陷、HIV／愛滋病、抽菸、西尼羅病毒、大腸桿菌水汙染、天災和真菌性腦膜炎。只是，我的第一個作業並沒有那麼教人肅然起敬。

我頭一次做流行病調查時，不過是個二十六歲的新手（儘管我留了鬍子，想看起來老成一點，但模樣看來還是像只有十二歲），那次的工作是針對有慢性疲勞症候群的病人，查證此症和反轉錄病毒感染（就像造成愛滋病的HIV病毒一樣）有關的報告是否正確，最後發現這個引發爭議的結論其實是實驗室擺烏龍之故。

恐怕除了書呆子之外，沒有人會對這種研究有太大的興趣。之後不久，我就奉命面對第一個真正的挑戰：前往夏威夷，調查郵輪上爆發的痢疾。

好吧，這或許依舊不能讓我拿下諾貝爾獎（不論是和平獎或醫學獎），但至少能讓我走出辦公室。

一般郵輪很少會在美國註冊，不過這艘郵輪只在夏威夷諸島附近的美國海域航行，因此掛美國旗，意即業主以及夏州的衛生部有權致電CDC，請我們派員調查。唯一的問題是，CDC的病毒性痢疾部門當時人手不足，派不出EIS人員，不知為何，儘管我對這個問題一竅不通，他們卻要我去看看。這教我想到EIS的定律：遠來的和尚會唸經。

在往西飛行的十個小時中，我大半時間都在和主管通電話，想對諾羅病毒（病毒性腸胃炎，或稱腸胃型感冒）的最新情況有所了解。因為根據經驗，這種病毒似乎是這次疫情爆發的原因，而這也表示我必須探究噴射性嘔吐和評估痢疾糞便質量的細節。當時是一九九〇年代初期，想在飛機上通電話，只能用機上的付費電話撥打。我講起電話來可能口沫橫飛，聲音一定大到連駕駛艙都聽得到。

飛機在檀香山降落時，機長說：「請大家留在座位上，我們得先讓阿里．可汗醫師下機。」

我環顧四方，只見所有乘客都盯著我。我心想，老天爺，他們怎麼知道我是趕來處理緊急情況的醫師？

接著我才恍然大悟，我這蠢驢，在飛越太平洋的一路上都大談腹瀉痢疾，毀了每一個人的假期還不自知。

一堆觀光客上吐下瀉，聽起來好像賈德・阿帕托[2]教人噁心的喜劇電影情節，但這對病人可不是好玩的事，何況郵輪老闆還可能因此賠錢，絕不能掉以輕心。

疫情發生在海上，因此郵輪回港之後，員工丟棄船上所有食物，全船每個角落都大刷大洗，直到當地的衛生單位放行，才接新遊客出航。可是不到兩天（也就是諾羅病毒的潛伏期），這組全新的遊客又病了，船員和衛生部就是在此時致電CDC求助。船回到港口，等待流行病學者先搭飛機，再乘小船前來。

儘管我對這個病一無所知，還是立刻安排一連串工作，每天花十四小時檢查船隻，並擬了一份問卷。

接著情況卻急轉直下。

我很容易暈船，即使是定泊的船隻，只要輕微地搖晃，我也會嚴重暈眩。可是聯邦政府派我來是為了協助，因此頭幾個小時我躺在長凳上，船上的資深員工圍繞在身邊，聽我邊呻吟邊指揮，臉色慘白，喃喃自語，不時衝去洗手間，直到在眾目睽睽之下，船上的護士拉下我的褲子，給我打了一針止吐劑Compazine。

雖然有些丟臉，不過我舒服多了，於是開始蒐集問卷，匯總數據，列出每人每天的行為，徹底侵犯大家的隱私：誰吃了什麼，吃了多少，吃的頻率；誰和誰廝混；他們用了哪幾間廁所；每一位乘客喝了多少酒……諸如此類。

幸好我只用了一點統計分析，就發現某種特殊的關聯，那就是冰塊用量和患病的機率息息相關。

賓果。

船上的冰塊放在一個開放的大箱內，然後舀起來送入餐廳。第一個腸胃不適的「源頭病人」，很可能就是受到感染的那位（或多位）廚房工作人員，他取冰塊時，髒手不只接觸到舀杓，也可能接觸到冰塊，病毒就此跟著轉移，留在冰塊上。儘管郵輪在第一次疫情之後已經清洗，乘客也全部換新，但船員依舊留在船上，再度感染冰塊。

公衛問題常見的情況是，只要一找出問題源頭，解決方法都是勤洗手，以及其他簡單的作法。我要他們換個自動出冰的製冰器，讓冰塊直接落入桶子裡。這樣就行了。我也功成身退，回到不會搖來晃去的大陸本土上班。

怪的是，我們對疾病的態度往往視環境背景而定。對大體上健康，營養良好，負

—　2　Judd Apatow，《四十處男》等電影的製作人、導演。

擔得起度假的西方人來說，腹瀉雖然不便，甚至教人感到尷尬，卻不是什麼大不了的問題；可是對第三世界的幼兒來說，每年因痢疾而死的人數達八十萬，比愛滋、瘧疾和痲疹合起來還多。

像舀冰杓這麼平凡的東西卻會造成這麼大的問題，也教人匪夷所思。一八五四年，倫敦醫師約翰・史諾（John Snow，雖然名字一樣，但可不是《冰與火之歌》裡的那個角色）到蘇活區調查霍亂疫情。當時一般對傳染病的解釋是瘴氣，認為疾病的來源是「空氣惡劣」。

可是史諾研究了疾病分布的情況，把病例在地圖上用點標示出後，發現源頭是布羅德街上的一個抽水幫浦。儘管他的化學和顯微鏡檢查都不能證明這就是罪魁禍首，但他還是說服當局移除幫浦把手，關閉這個水源。這個作法，再加上其他人的努力，奠定了現代醫學主流之一的「細菌理論」基礎。雖然史諾當時未能得到應得的認可，但他的研究卻是現代流行病學的濫觴。

流感肆虐

乍看之下，我的下一個任務也像夏威夷痢疾那樣微不足道。那是在一九九二年六月，阿拉斯加費爾班克斯爆發B型流感，州政府向CDC求助。

一般民眾很少會為流感而憂慮得夜不成眠，大家總認為流感和普通感冒一樣，是常見的毛病。不過，如果說二〇一四至二〇一五年因伊波拉病毒而死的人數達一萬一千人成了全球新聞，那麼每年全球因流感而死的人數則高達二十五萬至五十萬人。一九一八年惡名昭彰的流感大流行造成全球二至四成的人口生病，五千萬到一億人死亡，光是美國死亡人數就有六十七萬五千人。可惜的是，我們沒辦法預防這種規模和這麼致命的流行病再度發生，因此像我這樣的疾病偵探對流感總是抱持戒慎恐懼的態度，密切監控。

一九一八年那次流感的受害者主要是正處在人生黃金時期的健康年輕成人，因此即使對歷史所知不多的人，也知道一次大戰大殺戮逐漸平息時，這場流感卻開始橫掃各大洲。如《唐頓莊園》（Downton Abbey）等歷史劇，如果劇情有情敵對峙，這正是讓其中一人退場的完美藉口。凡是年輕漂亮的角色，只要阻礙男女主角的真愛，一定得下台一鞠躬，而且必定是因染上西班牙流感而撒手人寰。

一九一八年美國人口為一億零三百萬人，因此若發生同樣規模的流行病，以美國現有人口——比當時多三倍來估算，光是美國就會有近兩百萬人死亡。這正是我們流行病學者擔心流感的原因，也因此，只要它帶著新特性重新出現，我們總是嚴陣以待。

費爾班克斯流感之所以敲響了警鐘，是因為一連串的病例發生在夏天，然而在溫帶國家，流感通常是冬天才會盛行。倒不是說病毒有時不存在，而是因為夏天人們較常待在戶外，不會擠在密閉空間，所以較不容易互相傳染。因此雖然也有病例，但通常並沒有大礙。

然而在一九九二年的阿拉斯加，州立公衛實驗室在六月五日至七月五日之間，由九名病人咽喉樣本中分離出流感病毒，其抗原和分子特性未知，因此我們覺得有必要進一步了解究竟是怎麼回事。

流行病學家常會提到「流行病」（epidemics）、「群聚」（clusters）和「疫情爆發」（outbreaks）等名詞，但究竟要用哪一個術語則是一門藝術，也視我們想要引起多大的注意而定，並沒有什麼專業上的分野。技術上來說，全球大流行（pandemic）就是傳播至全世界，或者跨越國界，發生在大區域，通常會影響廣大人群的流行病。全球性的流感通常是A型流感病毒造成，但阿拉斯加這個夏天的流感卻是和A型病毒關係密切的B型流感，雖然不致造成最糟的情況，但我們還是很好奇並關切。B型流感常造成養老院裡的許多老人死亡，而且病毒經演化變異，常會帶來教人憂心的意外。

流感病毒和伊波拉病毒不同，可以趁著受感染的病人打噴嚏、咳嗽和說話時的飛沫傳播極長的距離。因此如果要拍真正可怕病原體的恐怖片，絕不是以如伊波拉這樣的外國明星為主角。因為伊波拉往往是藉由直接接觸病人血液、唾液、精液或其他體液傳播，而且多半是在病程末期，你恐怕已經沒有心情外出社交之時才有傳染性；至於流感，早在你發病之前，就已經有傳染力了。

沒錯，領銜主演世界末日全球大流行病的主角人選，非常見的流感莫屬，它有著橫掃千軍的力量，藉著噴嚏或握手傳播。

儘管伊波拉很駭人，但比起它真正的風險，未免名不符實，主要是因為媒體太過渲染，這一切起自伊波拉故事的始祖，理查・普雷斯頓（Richard Preston）一九九四年出版的小說《伊波拉浩劫》（*The Hot Zone*）。伊波拉絕對是嚴重的疾病，不過流感也好不了多少。

一九一八年的流感很可能是因為在人體的血流和肺裡造成「細胞激素風暴」，因而致人於死。細胞激素是一組作為信號之用的小分子蛋白質，在如免疫反應中發揮作用。當病毒感染到肺部時，過度刺激免疫系統，導致對抗入侵者的T細胞和巨噬細胞大量湧入，然而這些細胞啟動了更多的免疫反應，刺激更多的細胞激素產生。好東西一下來得太多太猛，就會造成致命的反效果。免疫細胞累積並集合——自由基、凝血因子、腫瘤壞死因子—α、白介素—1、白介素—6、白介素—10和白介素—1受體拮抗劑，可能會破壞組織。如果這情況發生在肺部，聚集的免疫細胞就會阻塞呼吸道；也就是說，你溺斃在自己的體液裡。

流感的危險在於病毒會產生大規模的「遺傳移轉」，而大部分人口對病毒的新結構都沒有免疫力。但流感病毒也會不斷漂變或突變，意味著我們每一年都必須要更新流感疫苗。為了避免秋天開始的大流行，我們得在六個月之前對下一季疫苗的內容做出最後決定。由於製造疫苗基本上還是仰賴一九四〇年代的技術，讓病毒在雞蛋蛋殼裡生長，曠日廢時，並不完美。因此如果流感及早爆發，大家關切的就是這個新的預告病毒株和已經在生產線上的疫苗是否吻合？所以即使看似不可思議或者離譜的資訊，都可能有用。

• • •

我在七月十二日上午九點半離開亞特蘭大，於當地時間下午四點半抵達費爾班克斯。我從未來過阿拉斯加，這時正是夏天，只見燦爛陽光下，人們在公園溜直排輪，一片美好的景象。但夏季是觀光旺季，我能找到的唯一住處，是像推理作家雷蒙・錢德勒[3]小說裡的老鼠窩公寓，而漫長的白晝意味著我絕對無法入眠。

我開著租來的車來到城裡一處破落地區，看起來好像亂糟糟的底特律。我把車停在一棟三樓公寓的門口，接待處的那個男人全身都是刺青，唯一一具電話和電視機都在大廳。我的房間在一樓，雖然開著窗戶，還有電扇，卻散發出一股嘔吐穢物的氣味。開窗意味著人人都可以爬進來，當然也包括蚊子大軍。

我的工作是要盡可能鑑別費爾班克斯的病毒株，了解它是否還在傳播，同時還要把病毒樣本送往亞特蘭大，讓研究人員和已知的病毒株比對，以更新正在準備的流感疫苗。此外，ＣＤＣ這五年來一直在推行病毒監測系統，招募全美第一線的醫師追蹤流感病例，請他們將病人的病毒樣本送往中央設施，我奉命要評估這個系統在阿拉斯加運作的情況。

對了，我還要拍一張麋鹿的照片，我忘了是誰要求的，但辦公室的某個同事想知道麋鹿近看是什麼模樣。那個陽光耀眼的早上，九點十五分，我和州病毒實驗室的負責人唐．瑞特（Don Ritter）見了面。他是土生土長的芝加哥人，當年以軍用直升機人員的身分來到阿拉斯加，負責繪製本州的地形圖，後來對野生動物產生興趣，最後轉移為對病原體的興趣。

我坐在他的辦公室裡，聽他說明病毒監測系統的種種：樣本來自何處，在系統裡如何進行。他也提到他們在阿拉斯加的確採集到不尋常的病毒，部分是因為他們和俄羅斯

3　Raymond Thornton Chandler，一八八八年—一九五九年，著名推理小說作家。以偵探馬羅為主角的系列是他寫作的高峰，雖然以通俗小說起家，其作品卻受到文學名家的喜愛。

來往密切——正如莎拉・裴林[4]會告訴你的那樣。

假如這是間諜小說，瑞特的這句話就會是這個章節的重點，接下來主角會發現致命的病原體漂過白令海峽，是詭譎生物戰爭的狡滑陰謀。但就算不陷入約翰・勒卡雷[5]間諜小說的奇想，我也照樣做了註記。疾病偵探必須把一切可能都納入考量，尤其在它們讓你覺得自己很像〇〇七的時候。

我的下一站是要造訪亞倫・麥克法蘭（Alan Macfarlane）的辦公室。他是一絲不苟的小兒科醫師，一絲不苟到他是我整個公衛生涯中，第一位也是唯一一位要求看我身分證的人。或許有的人會覺得他太過仔細，因為任何病人，只要有如流鼻水這樣輕微的症狀，他都會採樣送去培養化驗；但也因為這樣的謹慎小心，他才會在第一批病例出現之時，就警覺到疫情爆發。這些病例都是九歲以下的兒童，大多是他的病人。他還為每一個兒童都做了如下的完整檔案：

> 第一號病例。七歲半，發燒到攝氏四十度。腹痛兩天，偶有乾咳、頭痛、肌痛，沒有喉痛，眼睛紅腫，有反覆性耳炎、反覆性中耳炎和鼻竇炎病史，吃了一些止痛藥Tylenol。不記得是否有接觸過流感病人。診斷為咽炎和發燒。

在麥克法蘭醫師對我自稱的身分（CDC派來的流行病學者，也是美國公共衛生服務軍官團成員）感到滿意之後，才把病人的地址給我，准許我訪問他們。我按史諾醫師的方式，在地圖上標出所有病人的地址，並且開始思索該怎麼組織運作。

我的當務之急是要更深入了解每一個病童，查出他們的活動有何共同之處。他們是否在同一間托兒所？上同一所學校？他們各有多少手足，其中有沒有人也去看過醫生？染上B型流感的兒童往往容易發生雷氏症候群，會導致肝和腦部腫大，因此這時也該了解，家屬是否知道不能給病童服用阿斯匹靈，因為會導致這種情況發生。

但追根究柢，疫情爆發不只是醫學或病毒學的問題，而是和人、和社區，以及社會互動有關。

因此我穿上運動鞋，採取像偵探那般挨家挨戶訪問的死板作法，不論是疾病或是殺人案的偵探，唯有這樣做才是根本。我去了托兒所、醫院、急診室、健康維護組織和

---

4 Sarah Palin，二〇〇六—二〇〇九年任阿拉斯加州州長，二〇〇八年成為美國總統選舉共和黨候選人約翰・麥肯的競選搭檔，最後落選。

5 John le Carré，生於一九三一年，英國著名間諜小說作家。其中《冷戰諜魂》（*The Spy who came in from the Cold*）為勒卡雷第一部暢銷全球的作品，被譽為二十世紀最好的小說之一。

養老院，問他們是否見到類似像流感這種疾病增加的情況。我也查了旅行團、飯店的醫生，甚至是監獄。基本上可說追蹤了阿拉斯加地區的每一位醫師，想知道他們掌握了什麼情報。他們看到多少病人有支氣管炎、肺炎、咽炎、耳炎等等，病由何來？

但在這數百個小問題背後的大問題依舊存在。我看到新事物了嗎？接下來則是：該不該為它擔心？

至於擔心的原因，流感有個特色：其病毒介於生命體與非生命體之間，究竟屬於哪一邊還有爭議。（我堅信它們是生命體，甚至有集體的智力。）病毒就像生物一樣，有複製的能力，不過僅此而已。它們和主流的生物不同之處在於，它不會製造所有複製自己所需的蛋白質，因此它會侵略並劫持其他細胞——通常是你我的細胞，把細胞質的原料用來製作更多的病毒蛋白，而非製造原本要製造的細胞物質。

• • •

水禽候鳥是A型流感病毒的自然宿主，但病毒也可寄生在馬、狗、豬、禽類和人類身上，而且每一個流感病毒，不論是哪一型，都是由八個基因組片段混亂的排列組合而成。另一種人類會傳染的是B型流感，但這種病毒只在人類和海豹身上發現，限制了全球大流行的範圍。不論如何，致病的A型流感病毒株可能由不同來源的不同片段構成，病毒並不在乎其八個基因組片段是來自鳥類、人類、豬，或是各混合一點。可以說，流感就像懶惰的亞馬遜或網路鞋店Zappos的員工，不論抓到什麼，就往盒子裡一塞，結果裡頭可能有一堆襪子（說不定是給章魚穿的），卻沒有兩隻相配。但只要有八個片段，系統就能繼續運作，病毒就會製造更多的病毒，而只要正好有八個錯配的片段，就有了下一個全球大流行病毒的致命混合。

流感也穿著由兩種不同蛋白質構成的病毒外衣，分別是血球凝集素（又稱H抗原）及神經胺酸酶（又稱N抗原），可用來區分不同病毒。我們以N（代表神經胺酸酶）和H（代表血球凝集素）和病毒株內所發現特定的H和N類型為其命名，結果就是如H1N1或H5N1這樣的名字。血球凝集素讓病毒能附著在宿主細胞上，滲透其表面；神經胺酸酶則在細胞壁上鑿出逃生孔，讓成熟的病毒顆粒能脫離宿主細胞。這層外套每年都有一點改變，稱為「抗原漂變」(antigenic drift)。

這樣的混亂和翻騰造就了我們每年所見病毒的變化。由於表面的血球凝集素，也由於其組成成分，病毒會在宿主身上（流感病人：你我）引發它自己獨特的免疫反應，因此只要去年的組成成分今年再度出現，我們就會有比較好的反應。舊的病毒成分重複出現，意味著人體會產生能對抗這些成分的抗體，稱之為「交叉保護」。但即使是這些小變化也會累積起來，讓我們不再受到保護，也因此我們會被同一基本病毒株再度感染，必須年年施打疫苗。光是在美國，每年就有三千至四萬九千人因流感而死，因此接種流感疫苗是明智的作法。

教流行病學者擔心的倒不是「抗原漂變」，而是「抗原移型」（antigenic shift），也就是徹底擺脫A型流感病毒的外衣，以新的血球凝集素或血球凝集素／神經胺酸酶組合取代。這樣徹底的改變帶來的風險是：目標人口（你我）沒有任何免疫力，因為我們所面對的是全新的病毒株。大約每幾十年就會發生這樣徹底的變化，一九一八年就是如此，也是造成五千萬至一億人死亡的主因。這些新的人類病毒總是源自鳥類，但也可能來自豬，就如二〇〇九年的H1N1p（「p」表示pandemic，大流行）爆發。

種種流感監控系統的主要焦點，就在於辨識可能感染人類或造成動物流行病的全新流感病毒，評估它們是否有造成人類大規模流行的威脅，並且搶先製造疫苗。流感病毒有交換遺傳物質的傾向（尤其如果豬受到不止一種流感病毒的感染），以及流行病的病毒源自動物，都說明了我們為什麼要把焦點對準禽鳥和豬的流感疫情，以及必須防止人類被這些病毒感染的必要性。

人類是流感的自然宿主，所以病毒並不會在春天消失，秋冬重生，而是一年到頭持續不斷地互相傳染，年復一年。

我在費爾班克斯總共待了兩週，不過在那間像黑色電影中的廉價公寓只住了幾天就搬出來了。不幸的是，我待的下一個地方更糟，是由一對自認為末世倖存者的夫妻所經營的恐怖民宿，他們的孩子在家自學，從不出家門。這家人對聯邦人員來到阿拉斯加已頗為不快，何況這探員還待在他們家廚房。此外，我又是巴基斯坦裔，在一九九〇年代初，大家還不像現在常懷疑我這種族裔的人是恐怖分子（後來才如此）。但我相信民宿主人很清楚我不是基督徒，他們時時提防我，生怕我有什麼可疑的舉止。

我在阿拉斯加的偵探工作最後證明結果可以放心，不必驚慌失措。流感並沒有爆發流行，沒有驚悚的報導，病毒組成也沒有急劇的變化。只要像麥克法蘭醫師那樣，細心一點觀察，就讓我們找到更多的病例。當年正在製作的流感疫苗是針對B型巴拿馬型的流感病毒，而我們追蹤的這些阿拉斯加病例就在其中。等我一有時間，瑞特就帶我到森林，讓我拍了一張麋鹿的相片，要是你有興趣知道，那麼我可以告訴你，這種動物體型非常龐大。

• • •

只可惜，我們每年生產的流感疫苗一向都不是太有效，尤其是對老年人，因為他們的併發症或死亡風險最高，我們甚至為這個族群製作了特別的高劑量疫苗。疫苗只能說是聊勝於無，因為它們的效力端視公衛官員預測病毒的能力而定，但我們總免不了預測失誤的風險。要降低風險，我們需要的是能適用所有病毒株的通用流感疫苗，或許要採用不同的行動機制，或許要更精確地針對病毒過去的變化。

在細胞激素風暴之外，流感之所以致命，通常是因為引起肺炎。自一九一八年以來，我們已經能以抗生素治療肺炎。從前抗生素十分寶貴，我們甚至在病患打了盤尼西林之後，把他們的尿液保存下來，從中再次將之結晶出來。

當然，最好還是不要生病，因此醫界才開發出疫苗。

不過就如先前提到的，這些預防措施還很原始，必須經歷極不完美的過程，挑選正確的病毒株加以複製，再於成千上萬的雞蛋中培養，最近則採取細胞培養法。

我們必須追蹤病毒，才能預估會有什麼樣的病毒出現，因此得盡可能地蒐集資訊，包括像我在阿拉斯加所做的那種機會不大的調查。我們蒐集的資料愈多，愈不用猜測。不過這樣的風險還是很高，因為儘管你並沒有把所有蛋都放在同一個籃子裡，也放進了九成。我們也曾在當年疫苗病毒株和流行的流感病毒根本對不上的情況下，還要在好幾個月前，預測隔年主要的流感病毒株。在預測下一種全球大流行病毒時，也可能犯同樣的錯誤。

一九七六年，新澤西州迪克斯堡陸軍基地突如其來出現了一種新的豬流感病毒，造成一名士兵死亡，十三人病倒。這個病毒和一九一八年造成全球大災難的流感病毒類似，醫學界擔心這是另一次全球大流行的先兆。不過這個病毒並沒有傳播開來，倒是全美國如火如荼的疫苗接種造成約五百個嚴重神經麻痺的病例和二十五人死亡，也就是所謂的基連巴瑞症候群（茲卡病毒也會造成相同病症）。這個事件稱作「豬流感慘敗」，CDC主任也因謹慎過度而下台。這種程度的副作用在其他流感疫苗上前所未見，要是當時發生如一九一八年的流感大流行，和可能致死的病例相比，這樣的副作用其實還算可接受。這些在在證明，公衛措施有非常重大的意義，由各種正在流通的動物流感病毒中，正確判斷哪些會造成全球疫情，攸關緊要。

• • •

一九一八年讓五千萬至一億人口致死的流感是H1N1病毒所造成，也被稱為la gripe、la gripe española，或la pesadilla，最常稱為西班牙流感，那只是因為西班牙是歐洲唯一沒有參加一次大戰的國家，因此媒體得以報導造成前線成千上萬士兵死亡的疫情。所有參戰國為了維持士氣，都封鎖住這個新聞。

在某個時間點上，H1N1由動物宿主進入人體，但任何時候都可能有多種病毒侵入你的細胞，爭相組合創造新型病毒所需的那八段蛋白質。可能有一種較擅長複製，或者擅長進入細胞內，或者比較不會造成免疫反應。表現最強的病毒就有可能勝過其他病毒，引起CDC和世衛組織的注意。

一九一八年的H1N1在病毒的競爭中堅持了四十年，在人類或豬身上傳播，但因為每一次我們感染病毒，都會產生部分抗體，久而久之，它的威脅性就降低了，我們可以視之如一般感冒。

接著到一九五七年，病毒徹底移轉為H2N2，造成亞洲流感大流行，感染者大部分是幼兒和孕婦，造成一、兩百萬人死亡，包括美國的六萬九千人。

接下來的流感都是以H2N2為主，一直到一九六八年，H3N2肆虐，又稱「香港流感」，造成一百萬至四百萬人死亡，大半是老年人。因為病毒並沒有全新的外殼，因此屬於常見的流感模式：造成嬰兒死亡，老年人、氣喘和慢性心臟病的病人則更加虛弱。

接下來到一九七七年，舊的H1N1病毒再度出現，可能是因醫學上的疏失，如實驗室意外，或者活體疫苗接種出了差錯，人類再度受到感染。幸而和它共存六十年之後，我們已有很強的免疫力，因此不致造成大規模流行。

•••

在一九一八年流感開始現代化的進展時，我們對病毒之所知全都來自推論。我們知道除了細菌之外，還有某種東西會造成某些傳染病，僅此而已。一八九二年，俄國生物學家狄米崔・伊凡諾夫斯基[6]用可以阻擋所有細菌通過的瓷製過濾器過濾菸草病株的萃取液，卻發現萃取液依舊能傳染健康植株。他認為這種傳染物質可能是細菌所致的「毒素」。其他學者針對口蹄疫和黃熱病所做的研究，則把這神秘的感染媒介稱為「可溶的活菌」，直到一九三〇年代，光學進步得以製造出更佳的顯微鏡之後，病毒學才真正上路。一九三一年，醫學界用受精的雞蛋培養出第一批疫苗。

西方國家的治療用疫苗是採用已死的病毒製作，只靠蛋白質引發免疫反應。可是在蘇聯，病毒學者卻另闢蹊徑，採用截然不同的方法：用活的，但「稀釋」過，也就是減弱的病毒來製作疫苗。這樣的技術或許可以提振免疫力，此外還有個好處，就是病人只需要吸入極微量的疫苗即可，而不用注射。不但在皮膚上的反應較小，就大規模的免疫措施而言，費用也便宜許多，尤其在開發中國家。

西方國家的病毒學者和公衛官員一直對蘇聯的作法是否比較有用抱持疑惑。一九九〇年代初，蘇聯解體，我們終於有交流的機會，到那裡去做比較的人就是我。一九九〇年代初，CDC和貝勒醫學院、聖彼得堡的流感研究所，以及莫斯科的國立

6 Dmitry Ivanovsky，一八六四年—一九二〇年，俄羅斯生物學家，濾過性病毒的發現者之一，也是病毒學的創始人之一。

塔拉謝維奇生物產品控制研究所（Tarasievich State Institute for Control of Biological Products）合作，進行安慰劑對照盲目實驗，比較美國的非活性裂解病毒疫苗和俄國的活性減毒冷適應流感疫苗何者較有效，測試對象是俄羅斯西北沃洛格達的五百五十五名學童。

一九九二年，我飛往聖彼得堡，與俄國同僚碰面，卻因當地的貧窮大吃一驚。這個國家因為又一次的文化和政治動亂而風雨飄搖，百廢待興。在七十年的隔絕之後，俄羅斯之於科學，就像古巴之於五〇年代的美國汽車一樣，皆成了活生生的博物館。可是在那些搖搖欲墜、一無所有的實驗室中，研究人員卻有絕佳的科學成績。有人指點我帶褲襪、原子筆和計算機當禮物，可以拉近關係。還有人告訴我，有時候想找點吃的可能都會有問題。

沃洛格達位於聖彼得堡南邊，莫斯科之東。我們花了十二小時搭火車，就像電影《齊瓦哥醫生》中的人物一樣，在森林和沼澤中穿梭整夜，啃著紙袋裡帶來的食物果腹。

抵達沃洛格達後，我們拜訪了疫苗實驗的學校。當實驗完成之後，用死病毒製作的疫苗造成二七％的學生出現局部反應（主要是注射部位的皮膚發紅），而用減毒疫苗的學童當時則只有一二％有鼻炎反應，八％喉嚨痛，因此在避免併發症方面，俄國人得一分。

四週之後，兩者相比，接種死病毒疫苗的學生產生的抗體，比接種活病毒的大約多了兩成。不過在預防學生於流感季節因急性呼吸道疾病而請假這個最重要的指標上，死病毒的成績是五六％，而減毒活病毒是四七％，表示兩者的結果相去不遠。

十年後，二〇〇三年一月，美國核准第一支活性減毒流感疫苗上市。當時我擔任傳染病全球副主任，負責派遣流行病學者前去調查在歐亞鳥類之間，以及在非洲發生嚴重人類感染的A型H5N1流感。這是一種高度致病、突變迅速的禽流感病毒，不斷出現在其他物種和人類身上。自一九九七年香港致命禽流感爆發之後，此次為首度捲土重來。感染的六百三十八人中，有六〇％死亡。另外也有很明顯的證據，顯示有一些人與人之間二手傳染的病例，雖然範圍有限，但如果病毒真的擴散出去，將會是可怕的大流行。想想一九一八至一九年間感染流感的病人死亡率是二・五％，就會知道二〇〇三年這次的流感有多可怕。

候鳥每年往返非洲，歐洲正當其衝，而我的工作就是要評估歐盟在監督、偵查疫情和實驗室系統上的準備如何。成千上萬的鳥類因A型流感（H5N1）死亡，另外也有成千上萬的鳥類遭撲殺銷毀，以阻止禽流感在東南亞、俄羅斯和中亞、高加索山區、巴爾幹半島、中東、西非，和整個歐洲蔓延。

追蹤疾病讓人學會謙卑。在A型（H5N1）流感爆發之後的那幾年，我們認為再度爆發不過是遲早的事，而且應該會是禽流感，如往常一樣由亞洲開始流行。

因此我們對東半球提高警覺，等著禽流感爆發，沒想到另一種病毒株——變異的A（H1N1）型病毒卻反向由墨西哥出現，出人意表。這種病毒株含有四種不同病毒的基因：北美豬流感、北美禽流感、人類流感和通常在歐亞兩洲發現的豬流感病毒。

當時是二〇〇九年，病毒散布到聖地牙哥和德州，接著擴及全美，造成美國一萬七千人死亡。墨西哥的情況更嚴重，全國停工五天，以遏止疫情蔓延。我們原本擔心的是甲，結果發生的卻是乙，而且完全出其不意，教人措手不及。

要順帶一提的是，這個病毒現在還存在。二〇一四年，印度的病例超過三萬件，死亡人數逾兩千。在加州、德州和加拿大也都有死亡病例。

這種豬流感病毒的確可能起源自亞洲，我們不能確定。不論如何，它傳達的訊息是，沒有國家的公衛體系可以與世隔離，它必然是全球公衛基礎結構的一部分。你不可能說：「我們是舉世最富強的國家，有優秀的醫生和健全的健康照護監督系統，我們很安全。」事實絕非如此。

2.無名病毒——
從舊世界到新世界的漢他病毒

最後我們把焦點放在玉米和甘蔗田四周的邊界，這裡是嚙齒動物的天堂。原來政府出於環保因素，想要減少焚燒蔗田，因為煙霧就代表空氣汙染。政府的用意是好的，沒想到卻使得致命疾病大增。

就連小老鼠也有脾氣。

——西伯利亞民族楚克奇族（Chukchi）諺語

一九九三年五月，十九歲的梅瑞爾．巴赫和家人乘車前往新墨西哥州蓋洛普，半路上他突然呼吸困難，家人在一間便利商店前停車，為他做心肺復甦術，並且求救。救護車趕來送他到蓋洛普印地安醫學中心，等他到院時，肺部已經充滿液體，回生乏術。然而梅瑞爾除了發燒和類似感冒的輕微症狀之外，可以說是健康的年輕人，在納瓦霍[1]保護區還是田徑場上的明星。

看似健康的年輕成人竟然這樣無緣無故、突如其來地死亡，教人驚詫莫名。更奇特的是，梅瑞爾赴蓋洛普的原因，是要參加他未婚妻的喪禮。二十二歲的佛洛瑞娜．伍迪五天前在附近的克朗波因特醫學中心因類似情況死亡。

美國公共衛生署官員喬治．坦比斯特（George Tempest）身兼印地安醫學中心醫學主任，他迅速與負責納瓦霍族的其他醫師聯絡，發現在新墨西哥、亞利桑納、科羅拉多和猶他交界的四角保護區，過去半年來已經有五個人因類似的情況死亡。

法律規定所有不明死亡都必須向中央登記處報告，因此新州「法醫鑑定專員」也接獲通知。專員本人也正為一件類似的病例大惑不解。一名三十歲的納瓦霍女性因流感症狀和呼吸困難，被送到同一間急診室，到院後旋即死亡。解剖時發現，她的肺是同齡一般女性的兩倍重，驗屍官由她的肺裡舀出好幾公升的液體。

公衛官員認為這可能是當地常見的疫病，但經檢驗，排除了這個可能。這是一種截然不同的全新疾病。沒多久，又有十幾個人染上這個怪病，大半都是新墨西哥州的納瓦霍族年輕人。新聞媒體開始報導這些不明死亡的病例，並以略帶負面意味的「納瓦霍流感」名之。

那年春天，我即將完成EIS訓練的第二年。這段精彩的經歷果真如宣傳的一樣，讓我見識到比大部分醫師一輩子能看到更多的流行病，由懷俄明州瑟莫波利斯腸病毒所造成的暈眩，到加州日托中心裡富裕家長罹患的病毒性腦膜炎（腦部發炎），再到新澤西大學校園的痲疹。我妻子才剛生下三胞胎，我得慎重考量出路。A計畫是接受傳染病研究獎學金，只是一想到擔任臨床實習生該怎麼養家活口，這個前景就黯淡許多，不過更重要的是，我愛上了公衛這個領域、與我合作的人們，以及我們所致力的工作。

1　Navajo，美國西南部的原住民，為北美洲地區現存最大的美洲原住民族群，也擁有現今美國面積最大的印第安保留地。

CDC當時人事凍結，但我去找部門主管布萊恩・馬希（Brian Mahy）醫師時，他說：「別擔心，我們會幫你找個職位。」

我說：「非常感謝，但現在人事凍結。」

他說：「不用擔心，那是我的問題。」

我沒有再多問，只全心信任他。七月一日，在EIS的工作到期當天，我就在CDC的特殊病原體部門現身，加入他們的工作行列。

特殊病原體部門之所以有我這個缺，就是因為這個怪病。它在霍皮（Hopi）、猶特（Ute）、祖尼（Zuni）和納瓦霍印地安保留區兩萬七千平方哩的地區蔓延，更怪的是，有報導說，全美各地也出現了其他疑似相同病例。

湯姆・柯西奧查克（Tom Ksiazek）發現了解開這個謎團的第一個線索。這位由美國陸軍傳染病醫學研究所網羅來的專家把病人樣本和各種傳染媒介比對，意外發現對某種老鼠傳染的舊世界病毒有免疫反應。

這些病毒稱為漢他病毒。韓戰期間，許多美國士兵都感染了稱為「韓國出血熱」的疾病，最後在南韓漢灘江辨識出這個病毒，因而得名。這個名稱是歐亞和非洲多種相關病毒的總稱，常被稱為腎症候性出血熱，但我們在四角保護區看到的病例並沒有腎病的癥候。

儘管漢他病毒的嚙齒類帶原動物或天然宿主（也是病媒）之一——普通老鼠早已透過貨運航線散布到全世界，卻顯少致病。雖然如此，我們實驗室的人員依舊用各種基因操作法研究新世界各種嚙齒動物的血液。

實驗室由感染病人血液中採得這種新病毒的基因資料，得出更確切的證據，讓CDC發展出更複雜深入的診斷檢驗，結果發現這是一種罕見的新世界病毒，和舊世界不會致病的漢他病毒息息相關。

這個病毒於韓國首度出現後四十年，現在又出現了肺疾的版本：漢他病毒肺症候群，可是它的媒介是什麼？怎麼來的？嚙齒類宿主又是什麼動物？

• • •

我們從多條路徑著手調查，但當時CDC還未建立突發事件管理系統，既沒有專案小組，也沒有緊急運作中心整合大規模爆發的疫情，因此情況十分混亂。即使如此，我們的焦點還是放在病人身上。

韓戰時期，美軍士兵染上韓國出血熱之時，研究人員就發現抗病毒藥物Ribavirin十分有效。因此我們在四角保護區採取的第一個行動，就是在病人身上試用這種抗病毒藥物，看看藥效如何，能否治療。這個任務交由露易莎·查普曼（Louisa Chapman）醫師領導的團隊負責。

我們的第二個目標是要更清楚地為這個疾病下定義，這意味著要親赴有可能病例的所有醫院，親自觀察臨床的情況，唯有這樣你才能知道你看到的是什麼，鑑定出新的病例。下一步是和倖存者及死者的家屬談談，拜訪他們的住處，辨識風險，同時設法了解疾病發生的途徑。

這一切的目的，是要防止新病例發生，當然也包括找出病毒的天然宿主或傳染窩（reservoir，傳染媒介），並且確定病毒、囓齒類和受傳染者的風險因子和行為。同時我們也必須設計出診斷檢驗，並思索可用來辨識出這個疾病的實驗室工具為何。

同時進行的另一項工作，則是哺乳動物學者的任務：找出傳染窩在哪裡。就漢他病毒而言，這代表必須捕捉和研究美國西南全境的嚙齒類動物，確定我們對此病病媒所知的資訊。（以漢他病毒來說，「病媒」和「傳染窩」經常交替使用，因為嚙齒類動物兼具兩者身分：既是天然宿主，又是人類感染的直接來源。但如西尼羅等其他疾病，天然的傳染窩可能是鳥類，但病媒是蚊子。）

一旦蒐集到這一切資訊，我們就要將之連結在一起，製訂出可以運用在特定社群的最後預防策略。

這樣的工作量已大到不可思議，但接著我們還得檢視病人的病例，取得每一個人的患病細節，由體溫到呼吸速率和心跳率。這個病的病史如何？先前的病史又如何？病人曾去過哪裡旅遊？有什麼嗜好？可能接觸到病原體的方式是什麼？服用什麼藥物？開刀史？還有病人所有的檢驗數據：鈉、鉀、氯、肝功能檢驗、血小板、白血球和紅血球數值。這一切都必須每天更新。

你必須由這一切混亂的資料中找出疾病的相貌，才能更準確地鑑定其他病例，接著才能歸納出各種治療法的效果，找出處理未來病例的最佳方式。

我在六月初加入應變團隊，要在Ribavirin研究一開始先建立病例定義，以便決定哪些病人是我們的治療對象。這種臨床決定十分困難，或許尚未有診斷檢驗方法，但你又希望能早點動手；或者就算已有診斷檢驗的方法，你也不想等到結果出來才開始展開治療計畫。

我們治療對象的第一個條件，是病人得來自四角保護區，而且要有發燒；不能有免疫功能低下的情況，且兩個肺都必須出現肺浸潤。為了比較，我們也檢視了四十年前在韓國發生的腎症候性出血熱。

由於已經知道這是漢他病毒，因此我們認為，儘管目前的病例只有肺部病變，或許也會有腎臟病變，只是我們還沒有蒐集到這方面的資料罷了。

通常病毒是以最先鑑別出來的地點來命名。不用說，當地居民聽到這個致命的微生物名為「四角病毒」，一定會不高興。不只因為這種名聲會趕跑原本開著四驅車前來度假的人，也因為它帶來其他的羞辱。比如一群納瓦霍兒童到該州首府去參觀，卻因為來自四角保護區而遭到歧視。

於是我們建議根據死亡峽谷的名稱，稱之為「死亡病毒」，因為分離出這個病毒的老鼠就是在這個峽谷附近捉到的。只不過，這裡也很接近納瓦霍族當年和基特．卡森[2]所率領的美國士兵發生關鍵戰役的地點，大家研究了一下這段歷史之後，覺得這個名字恐怕也不太好。此外科學家之間也為了誰最先鑑定出這個病毒，誰有權為它命名互訌。在這次的經驗之後，逐漸有股趨勢，那就是為疾病命名時不按地方，而是根據其臨床的症狀。

最後，大家決定稱之為「Sin Nombre」，是西班牙文「無名」之意。如果你用英文稱之為「No Name」，大概沒有人會接受，但不知為什麼，用西班牙文彷彿加了點裝飾似的，大家都願意接受。讓沒有發言權的印地安人死亡的病毒被稱為「無名」，這未免諷刺，可是卻沒有人注意到。

在提出病例定義，開始治療病人之後，我也負責建立臨床資料庫，並與ＣＤＣ藥物處合作，考慮如何登記病人，並與聯邦食品藥物管理局合作，盡快完成這項任務。

要建立臨床資料庫意味著要把病例分為三組，第一組是住在四角保護區內的病人，第二組是住在區外，但在發病前六週曾赴四角保護區的病人，第三組是既不住在四角保護區內，也未曾去過此地的病人。此時我們並沒有對第三組投藥，只是徵求其樣本，然後根據所有關於嚙齒動物和牠們在這個地區分布的新資料，重新評估實驗數據。

隨著所蒐集的資料增加，我們也開始修正病例定義。要根據臨床敘述，正確辨識病例，迅速投藥，就得確定你要找的是什麼樣的病人，因此得排除非典型病例。我們的病例定義排除了可能在醫院感染肺炎、已經病了兩週以上和免疫力降低的人，這能讓我們把焦點放在應該要尋找的對象身上，也就是或許用Ribavirin治療會有效的病人。隨著CDC把臨床檢驗發送到各州衛生廳，這個任務也變得容易許多。

• • •

媒體對這些病例的報導，使其他地方的臨床醫師也用這種新疾病的觀點，重新思索他們所見到的病癥和症狀。他們和置身風暴中心的我們不同，不必畫地自限，只搜尋四角保護區內的病例。

2　Kit Carson，一八〇九年—一八六八年。在南北戰爭中幫助聯邦軍組織新墨西哥志願軍，後來納瓦霍族乘內戰導致的軍事削弱進攻，美國政府派他去鎮壓。

臨床醫師理當能辨識出已知的疾病，但新疾病就得靠敏感度高的醫師，他們會說：「奇怪，這個病人的症狀就和我剛在報上讀到的一樣。」

德州的拉夫金就有一個這樣的例子。六月底有一名病人因為急性呼吸窘迫而死亡，病歷顯示她在初步的漢城病毒檢驗中為陽性。漢城病毒是舊世界漢他病毒的一種，病人的抗體數量是一比一千六百，算是相當高，但用免疫螢光法檢測結果卻是陰性。如果你現在或先前受到病毒感染，產生抗體，這種檢測法就能用螢光標記你血液檢體中受感染的細胞。

我在晚間七點飛到休士頓，租好車，開了兩小時到德州東部的松林區。人口約三萬五千人的拉夫金四處是林業、油田設備和雞群。次日早上七點半，我和德州流行病專家見了面，和死者的父母、先生和女兒談話。死者的女兒正好就是她接受治療那間醫院的護士。我盡量蒐集病人的病史，我得了解她的習慣、嗜好，尤其是旅行地點，想要知道她是怎麼受到感染，又是由哪種嚙齒動物傳播。她不熱愛園藝，打理家務也不很高明，但家人說屋裡已經一年多沒有見到小老鼠，不過外院裡卻有種子和松鼠，以及大鼠。

下一個任務是要檢視許多資料，尋找附近地區任何可能的病例。我翻遍所有可能罹患類似疾病者的病例，希望找到保留下來的血液或解剖樣本，以便追查這些病人。

一等我們暫時辨識出這個病的嚙齒類傳染窩：鹿白足鼠之後，拉夫金的病例似乎就有了意義。這種小動物遍布美國西南，從德州、內華達到加州，不過我們很快也看到遠至路易斯安納和佛羅里達的病例，教我們不由得懷疑是否還有其他病毒和別種嚙齒動物。

最後我們由鹿白足鼠分布區之外的病例，發現還有其他同科的嚙齒動物，牠們各有自己的漢他病毒。

佛羅里達州戴德郡的一位醫師看了媒體的報導之後，疑心他的一個病人受到漢他病毒感染致病，於是把病人的樣本送來。果真沒錯。但這並非我們在美國西南地區看到的「Sin Nombre」病毒，而是截然不同的病毒株，稱作黑溪溝渠（Black Creek Canal）病毒。

對於佛羅里達這個病例，我們最擔心的是曾和感染者待在同一個治療中心的三十名病人，因此我飛往戴德郡，會見第二區的負責人、戴德郡公共衛生部門的環境主管、健康部門副區長和新聞官。當時我的工作除了平日主管漢他病毒疾病監控資料庫，週末則要調查不尋常的病例。這樣的工作量對特殊病原體部門的科學家是司空見慣，以我的指導老師為例，師母甚至已經養成週末來CDC看他的習慣了。然而如此繁重的工作量卻對我的家庭產生負面的影響，因為我把妻子獨自留在家裡照顧半歲大的三胞胎。

一如平常，我的實地工作有很大一部分是要確定接觸病原體的風險，因此我得了解還有哪些人可能患病，同時確定調查人員注意到新種的嚙齒動物，我們很快就找到了一種。

黑溪溝渠病毒的禍首並非普通的鹿鼠，而是一種棉花大鼠，因此我們的任務不再是追蹤單一種嚙齒動物並隔離出單一種病毒。這個病和多種嚙齒動物相關，而每一種自有其專屬卻或多或少相關的漢他病毒。

・・・

進一步深入探究，我們才發現這種病在北美早已出現過，並非新疾病。

一九七八年，愛達荷州人口三千一百七十人的小城普雷斯頓有個年輕人突然得了怪病死亡，他的醫師通知了CDC，那天CDC八成生意清淡，因為他們同時派出一位官員，還有EIS的瑞克・古德曼（Rick Goodman）醫師前來調查。不過查了半天，還是不明白究竟怎麼回事。

十五年後，在這回的媒體漩渦中，當初負責普雷斯頓那個病例的醫師想到，先前那名病人應該就是染上漢他病毒，於是再度和我們聯繫。

幸好病人當時的解剖組織樣本還留著，被送到CDC的首席病理學家薛瑞夫・薩基（Sherif Zaki）醫師那裡。他在樣本上塗了含有正確抗體／免疫標記的血清，用顯微鏡觀察結果，結論是：沒錯，這名早在卡特總統當政時代的病人死於漢他病毒肺症候群。

這位病人的父母、兄弟姊妹和妻子都來到普雷斯頓和我一談，他們對當時的情況記憶猶新，畢竟死亡的是他們摯愛的親人。

「是的，那是仲夏，氣溫高達攝氏四十度。我記得他覺得疲倦無力，頸部疼痛。起先我們送他去脊骨神經醫師那裡，他昏睡一整天，沒有進食，出冷汗發燒。」

他們記得醫師原本診斷他得了流感，可是他後來並沒有好轉，開始咳嗽，於是轉院，醫師為他注射，並給了一些栓劑。他呼吸困難。

四天之後，他的腿和腳冰冷，咳得更嚴重，無法呼吸，因此大家覺得他說不定是罹患肺炎。等他回到郡立醫院時，已經臉色灰白，喘不過氣來。他們發現他的肺滿是液體，不久之後他就去世了。

這名病人是猶他州洛根的焊接工，住在組合屋裡，附有不到半層高的地下室。地下室矮到無法站直，只容修理管線時爬入。他會獵麋鹿和鹿，還有房子裡外和地下室的老鼠。據他家人說，他不但用槍射擊老鼠，而且也用腳踩牠們，甚至徒手把牠們抓起來朝卡車扔，把牠們摔死。

這個病例告訴我們的是，就算還沒辨識出某個疾病，也不表示它就不存在。只是往往得發生一連串病例，才會引起人們注意，因為需要相當數量的診斷證據，才能把這些病例串連在一起，發現新的疾病。

要不是我們有來自韓國的漢他病毒檢驗，恐怕還需要更久的時間，才能了解此病在一九九三年爆發的範圍，不只限於四角地區，而是遠遠擴及其他許多地方。

讓我們能辨識出這個疾病的因素，首先是要有足夠的典型病例，引起大家注意，其次是要有診斷的方法學，讓我們能清楚它究竟是什麼。等辨識出這個疾病，就可以清楚發現它存在美國可能已有多年，因為這些病毒很可能和多種鼠類共同演化，且發生跨物種感染。不論是新舊世界的病毒，囓齒類祖先宿主可能是鼩鼱或鼴鼠。

動物學家曾提到動物的感官知覺會受到所搜尋圖像的影響，比如某種鳥可能特別擅長辨識牠愛吃的某種蟲，但我們人類卻通常看不見那種蟲。但如果我們被限定要在某種葉片上尋找那種蟲，我們就會更容易看到它。

在四角保護區的病情爆發前，美國並沒有人注意到漢他病毒肺症候群。醫師看到零星症狀的零星病例，看不出較大的模式，這並不足為奇，因為人的生病死亡途徑有限。這些病例早已經發生數十年，只是沒有辭彙形容，也沒有科學架構。直到有人看出端倪，此後它就變得明顯可見。有時在找出事實之前，需要先有理論，不然事實就成了隨機出現的信號，如海底撈針一樣困難。

在四角保護區的病例出現之前，我們從沒有想到帶有漢他病毒的嚙齒類動物竟然也分布在新世界。缺乏這樣的警覺，我們就絕對看不出漢他病毒能夠在人類之間互相傳染。

・・・

一九九六年，我們派了一位傑出的流行病學家瑞秋・威爾斯（Rachel Wells）南赴阿根廷巴塔哥尼亞高原上一個可愛的滑雪小城巴利洛許，去做看似新漢他病毒的病例調查。她回來後說：「我發現這種疾病可能是由人傳染給人，因為許多病人都有密切的關係。」

我回覆說：「依據我們四十年來的豐富經驗，這些病毒應該不會人際傳染，這些人或許看起來有傳染連結，是因為他們都住在附近，因此家裡有同一群鼠類。」

我們要她再次確認她的資料，她也的確照辦了，然而因為這些人之間的某些獨特關係，她依舊認為這個疾病是人和人之間互相傳染。

接著在一九九六年十二月，我們出乎意料接獲通知說，布宜諾斯艾利斯的莫爾布蘭研究所已檢出兩個漢他病毒肺症候群的病例。這說不通，因為我們一直都在研究巴利洛許地區受感染嚙齒類的分布，而疫情並未擴及其他地方。

後續發展愈來愈有意思。我們接獲消息說，有一位醫師受到感染，這位名叫莫妮卡的醫師是在她丈夫發病後，由好友瑪瑞娜醫師陪同，由巴利洛許赴布宜諾斯艾利斯。接著瑪瑞娜也發病，在當月月底去世，而照料莫妮卡的另一位醫師，雖然從未離開布宜諾斯艾利斯卻也發病。這兩個病例分別是在第一次接觸病人後的二十七和二十八天發生。

儘管這些資料就攤開在我眼前，包括第一位醫師在照顧好友時，曾接觸到她動脈血液的病歷，我還是在日誌上寫下這樣的筆記：「這會不會和針刺到病人血液無關？」

我們和在阿根廷的同僚合作，做了一些研究，探查是否還有別人受到感染。我們在這些病人曾經去過的所有診所，以及其他醫院都抽了血，並且查明可能受到感染的臨床醫師，並請他們提供可能有感染風險的病人名單。那時我們已知要追查的是曾經在醫院裡照顧過這些病人的家屬，以及病人的性伴侶——那正是瑞秋所發現的：這些人中有許多都和巴利洛許的受感染者有親密關係。接下來我們認定，這種稱作安地斯漢他病毒的病毒的確可能是飛沫傳染。

這個精彩的例子說明了新進研究人員能夠教經驗豐富的病毒學者和流行病專家（像是我）新的一課。即使其他病毒株並不會造成人際之間的傳播，這種病毒卻會。這個病例提醒我們，在面對新出現的傳染病時，得對自己的假設抱著謹慎的態度，因為時時都有出乎意料的情況會發生。

「Sin Nombre」病毒，也就是四角保護區的病情傳染，至今都沒有人際之間的傳播，情況完全不同。同樣的病毒，同樣（或者關係極密切）的囓齒動物，傳播的情況卻有莫大差異，也因此，在和社會大眾討論某種疾病，大家問道：「這會透過飛沫傳染嗎？」我們總是非常小心地解釋，情況並非如此。已經有成千上萬年的狂犬病從沒有飛沫傳染過。疾病通常會有固定的傳播方法，而且它們會固定用這種方法。

然而每一次病毒經歷細胞周期並複製之後，基因洗牌就會出現，你永遠不能排除會有新的，而且可能致命的東西出現。

傳統的調查模型是檢視個人因素、病原體因素和環境因素，再決定它們如何拼湊在一起，然後界定我們如何向大眾說明。畢竟，除非有致命的疾病爆發，否則一般人並不會知道這和囓齒動物或蚊子或鳥類有關。因此我們必須要盡快傳達消息，而且要清楚說明造成疾病傳染的因素如何互相影響。

首先你得問，這是正確的帶原者嗎？如果罪魁禍首是灰松鼠，挑剔花栗鼠就沒有用。找出病媒之後，接下來的問題是：這種囓齒動物是把尿液噴在你身上，還是你可能接觸到遭其尿液汙染的灰塵，因此吸入病原體。（我們建議，凡是要去收拾囓齒動物糞便的人，最好先在穢物上噴「來舒」消毒劑。）

接著是宿主因素。有多少傳染性病原體進入你體內？你對這種病原體天生的感受性如何？

這些變數全都會互相作用，決定個人是否會生病。有時候全憑運氣。有些人抽了一輩子菸，卻能長壽而終；有些人一口菸也沒抽過，卻因肺癌而死。

• • •

有時新聞媒體會搶在醫界之前，推動公衛方面的回應。比如智利一份科學科技雜誌《新鮮事》（*Quepasa*）的記者就和我聯絡，問我：「請讓我了解漢他病毒如何能夠在人際間傳播。」

他擔心智利南部艾森省科伊艾克市的情況，因為有個看似漢他病毒感染的病例發生在沒有林木、也沒有嚙齒動物的沙漠地帶，然而病人卻死亡了。「科伊艾克有許多嚙齒類，可是衛生官員卻沒有做任何防範措施。你們ＣＤＣ的人都在做什麼？」

智利顯然是個主權國家，ＣＤＣ並沒有保護全世界的責任，那是世界衛生組織的職權。不過每當美國境外發生疫情，大家總會向ＣＤＣ求助。

過了幾天，我和智利泛美衛生組織的珍妮特．維加（Jeanette Vega）醫師談話。她在智利衛生部工作，後來也在世衛組織擔任洛克菲勒基金會的醫事主任。

她告訴我們一名男子的病例。這人在一九九七年九月五日發病，六天後死亡。引起媒體注意的是，他的妹妹、岳母和妻弟也因漢他病毒肺症候群而死，這種群聚引起所有的人關切。

智利已指派羅勃托．貝爾瑪（Roberto Belmar）醫師擔任漢他病毒委員會負責人，決定該如何對疫情做出回應。我們和同僚艾爾莎．薩古耶洛（Elsa Salguero）醫師及其他在阿根廷的相關人士來回對話，希望找出有用的比對。一週後，我們又和維加醫師及其他執業醫師舉行電話會議。

他們認為，第一個群聚發生在一個叫做拉戈維德的地區，三個月內有五人死亡，但接著在科伊艾克又發生第二次群聚，四天內就有四人死亡！

看到第一和第二個群聚在如此密集的時間發生，一般會假設最大的可能就是這些人接觸了某種共同的來源。然而觀察第一個群聚，病情經歷了好幾個月才發展出來，比較大的可能為這是人與人之間互相傳染，由一個病例轉到另一個病例。這個可能教我們大感好奇。

如前所述，一旦你辨識出群聚——你所搜尋的圖像，許多病例就會出其不意紛紛浮現。我們由全國各地都聽到各種可疑的病例，不由得開始擔心。

當時是一九九七年，我們已研究漢他病毒四年，保有先前在這個社區所做的調查資料，以及關於人際傳染可能所做的研究在內。

我們抵達該地之後，協助建立了全國監視系統，並努力蒐集任何與這疾病相關的臨床資料，以疫情中心艾森省為主。我們想要描述流行病的情況，誰存活，誰死亡，接著或許再做一些研究，以了解在家屬和醫護人員的群組中，誰遭到感染，誰則未遭感染；說不定也會在鄉村地區做一些社區調查，確定這個病在此地是否比其他地方更流行。

我們在耶誕節前和智利的代理衛生部長、艾森省衛生系統負責人、環境衛生領袖、流行病監視小組，及人在智利的世衛組織代表皮納醫師會面。

我們得知共有一千四百六十二萬二千三百五十四名居民，其中八四%住在鄉村，分布在十三個區域，共有二十九個衛生服務單位。此時確知共有二十六個病例，其中十六個是男性，年齡由一歲十一個月至四十六歲不等。十二個病例發生在艾森省，由症狀出現至瀕死約一至八天。

接著我們南下科伊艾克，到各村落拜訪，有時必須以馬匹代步，還要捕捉嚙齒類動物，想要更清楚了解確實的情況。

我們在那裡待了兩三週，記錄哪種嚙齒動物進了哪個籠子，檢視資料庫，確定我們釐清了嚙齒動物的種類和牠們出現的地方。我們很快就發現這裡的嚙齒動物很多：四〇%以上的陷阱都有斬獲。我們也調查了許許多多可疑的病例，盡力協助當地衛生單位確定哪些人需要檢驗，哪些不用。

整個艾森面積達五十一萬五千平方公里，人口八萬四千人，平均每平方公里一．七人，十分偏僻，居民中有四萬兩千人都住在科伊艾克。

我們要找的那一家人住在拉戈維德，當地有五十戶，共約一百五十名居民。我們想要確定有多少百分比的人口感染了漢他病毒，其中有多少人發病，而這其中又有多少人病情嚴重，甚至死亡。

當地的十二個病例中，我們看到有四例比較像出血症的病例。此病會影響多個器官，破壞血管，並影響身體自我調節的能力。病人似乎更常會出現腎疾。醫師在考慮治療方法時已經盡量主動積極，如果病人低血壓，醫師就會給他們曾經罹患此病但後來康復者的血漿，以協助他們對抗疾病。在符合條件的十或十一例中，他們全都為病人做了血漿治療，這是一種實驗性的治療技巧，後來我們在面對伊波拉病毒時也再度採用。

•••

到了春夏之交，我們接到電話說，在巴西首都聖保羅附近又有另一波群聚病例，這表示出現人與人之間的傳染，於是我在一九九八年六月十日飛往南半球。

巴西政府不只希望得到ＣＤＣ的協助，也希望泛美衛生組織能夠助他們一臂之力，確定所發生的情況，改進他們的公衛措施。

聖保羅共劃分為二十四個衛生地區，由巴西衛生部的魯茲研究所（Adolfo Lutz Institute）監管，他們已經有登革熱和鉤端螺旋體病的監視系統。前者是由病毒感染的疾病，透過斑蚊（主要是埃及斑蚊）傳播；後者則是細菌所造成，多種動物都是傳播媒介，尤其是嚙齒類。現在研究所又為漢他病毒肺症候群設立獨立的監視系統。

一九九六年就曾發生一些病例，接著兩年後，大約在相同地區又出現類似的群聚，因此我們才會被派來此地。

臨床醫師在他們的醫療生涯中可能會看到成千上萬名病人，但其中可能有一兩例奇特的病例，讓他們向衛生部門求助。在缺乏臨床支援，解剖又很罕見的開發中或中低收入國家，臨床醫師尤其重要，完全要靠他們的敏銳和直覺，才能發現異常。一旦發生大規模的爆發，人人都會知道，但如果要在疫情失控之前縮小爆發的規模，就得先發現最先的幾個病例，並採取預防措施。

經常發生的情況是，社區裡有知名人士病倒了，醫師才注意到特殊的病例。

在聖保羅地區，引起醫師關切的是一名叫波露絲塔的五十五歲婦女，她發了病，六天後死亡，對這位還算年輕的健康女性來說未免太快了。醫師原本懷疑是登革熱，但血液檢驗卻是陰性，反而驗出漢他病毒。

波露絲塔有一塊十五公頃的農場，包括牧牛的草地。她每週到農場兩次監督管理，每週也赴一名女性員工的家三次，這名婦女先前在當地醫院治療肺心病時去世了。

接下來的病例是在波露絲塔甘蔗園工作的一名員工，他胃痛及嚴重胸痛，醫師認為他是心臟病，他的心電圖倒正常，但血壓卻低得很難打點滴。他吐出咖啡渣似的嘔吐物，通常這意味著胃出血。他呼吸十分急促，但卻是因休克致死。這個病例的症狀像是登革熱。

波露絲塔的病情則是，她在週六發燒、頭痛、肌肉痛，眼睛後面疼痛，但並沒有喘不過氣來。四天後她回診時，醫師說：「你的尿裡有蛋白質和白血球。」判斷她得了登革熱。另外她全身瘀青，這也造成登革熱的診斷。

次日是週四，她覺得好一點，但當天下午她情況惡化，週五被送進醫師診所時已經休克，呼吸急促，肺部積水嚴重。不到三小時，她就死亡了。

要了解一個人怎麼會生病，必須把他的臨床觀察和流行病學調查放在一起比對，再配合昆蟲學，或者像這個病例則是哺乳動物學的研究，然後實地去看有哪些動物，哪些有可能遭到病毒感染。接著你把這三方的資訊結合起來，思考防止其他人生病的正確預防策略是什麼。這種方法是針對新出現感染的「防疫一體」（One Health）概念，不只以人為主，也整合動物與環境因素，鑑別出可能有效的新預防策略。我們預防人類罹患狂犬病時，為狗打疫苗，就是採用這個模式。

由於這些病例群聚，ＣＤＣ獲邀前往調查。我們赴波露絲塔的農莊，那是一棟三面圍著農田的磚造建築物，地上鋪了混凝土，有室內廁所，不過屋頂有些磁磚已經脫落。屋外還有一個堆放穀子的大棚子，離門邊二十呎處放了一堆木材，還有在此自製的蔗糖磚。我還看到有個菜園，養了雞、火雞、珠雞、豬、牛，種了香蕉、柳橙、豆子、玉米和正在製造的咖啡。共有八個人住在這裡，漢他病毒檢測全為陰性。波露絲塔另外還有一個五公頃的農場，附有糧倉，住在那裡的七名家人做了病毒檢測，也全都是陰性。

波露絲塔經確診之後，衛生部派了捕獸人來設陷阱，結果發現兩種嚙齒類動物——常見的大鼠：黑家鼠，和常見的小鼠：小家鼠，這兩種鼠類通常都不會感染漢他病毒，應該不太可能是罪魁禍首。

因此我們設下陷阱，頭一晚就捉到二十八隻老鼠，第二天又捉到四十隻，牠們是暮鼠。

其實我們所看到的這些老鼠都是屬於sigmondontinae科的嚙齒類動物，牠們在約五百萬年前侵入新世界，最後演化出近四百種不同的品種。可能發生的情況是，一隻sigmondontinae老鼠感染了古老的漢他病毒，而隨著這些老鼠演化，跨物種傳染的病毒也跟著一起演化變異。

我們評估過波露絲塔的農莊後，也去她的住宅察看。這是一棟位於城中心的美麗建築，位於設有電動大門的社區，四周街道環繞，離她的農場五哩。廚房設有仿砧板花崗石流理台，義大利磁磚直鋪到天花板上，裡裡外外都是磨石子地板。

在她去世後三個月，我們開始捕捉這個地區的嚙齒類：我們設的一百六十個陷阱中，有一百三十個都有斬獲，全都是沿著犁過的玉米田長出灌木叢之處。前一晚我一個一個親手設下陷阱，也親自和組員去把陷阱收回來。次日一大早，趁著被困在金屬籠的牠們還不致被太陽烤焦之前（這可不是什麼好事），我就把牠們送到處理處，有時還穿上保護衣，親自動手解剖。組員教我怎麼做眼採血：拿一小根採血管直接穿過老鼠眼睛頂端，破壞小血管，讓血液滴出來。接著我們再把牠們安樂死，摘下牠們的器官，放在液態氮裡保存。

這些疾病許多都有類似的跡象和症狀，我們追蹤了數十個潛在病例，想要確定他們的病情，才能更清楚該為這些病患做些什麼。

我們大部分時間都花在觀察這些蔗糖農場，思索究竟是什麼改變了這裡的生態平衡，讓新品種的嚙齒動物數量大增，而牠們又正好帶有致命疾病的病原。

最後我們把焦點放在玉米和甘蔗田四周的邊界，這裡是嚙齒動物的天堂。原來政府出於環保因素，想要減少焚燒蔗田的作法，因為煙霧就代表空氣汙染。

一九九八年，四分之三的蔗田都不再焚燒，但這卻造成了意想不到的後果。政府的用意是好的，沒想到卻使得致命疾病大增。

這就是為什麼我們對人為改變的後果一定要三思而行。有時危險並不在於大自然原始的奧秘，有時候危險在於我們自己。

3.惡魔的臉孔——薩伊伊波拉病毒風暴

薩伊的喪葬風俗是，家人為死者沐浴，儀式包括頻繁的觸摸親吻，並剪下他的頭髮和指甲。面對伊波拉病毒，此舉無異自殺，在致命病例中，我們可以在每一毫升的血液中檢出百億單位的病毒遺傳物質。

史上瘟疫發生的次數和戰爭一樣多，而瘟疫也和戰爭一樣，發生時總教人出乎意料。

——法國小說家阿爾貝・卡繆（Albert Camus），《瘟疫》（*The Plague*）

「我已經把香菸拿到車外了。」阿布杜・諾爾（Abdul Noor）醫師回應我的抗議說。我們正乘著一輛小車越過阿拉伯半島東南隅的鹽田沙漠，拜訪阿拉伯聯合大公國七個酋長國的每一間屠宰場。

埃及裔的諾爾醫師是大公國公衛計畫主任，我來到此地是為了協助衛生部處理外籍勞工出血熱的疫情。這些勞工大半來自南亞，主要是印度和巴基斯坦人，他們就在這些屠宰場中屠宰動物，切割牠們的肉。我在電話中聽衛生部代表的說明，心知可能是瘧疾或嚴重的赤痢，但也有可能是克里米亞—剛果出血熱。典型的模式是牧羊人因吐血而求醫，外科醫師認為可能是潰瘍出血，於是為病人動手術，可是切開腹腔才發現病情難以挽救，只好縫合。病人死亡，接著約五天後，曾清洗病人血跡和沾血外科器械的刷手護士發病出血，然後外科和臨床團隊中的其他人也會發病。

克里米亞—剛果出血熱是一種病毒疾病，會造成病人消化道出血，皮下紫斑瘀青，意識不清，出現咖啡渣狀的嘔吐物和血便。這只是二十多種可能在全球各地冒出來的出血熱之一，也是通俗小說最愛的一種熱病，因為它最血腥——儘管這可能是誤會。大部分的病毒性出血熱其實不太會致死，但克里米亞—剛果出血熱卻會。感染此病的人有三分之一都會在發病兩週內死亡，而且情況很駭人。

病毒性出血熱來自於四種不同的病毒家族，各有不同的病媒動物。黃熱病、裂谷熱和登革熱全都是由蚊子傳播；克里米亞—剛果出血熱、鄂木斯克出血熱和科薩努森林病的天然宿主是蜱（又稱壁虱或扁虱）；拉薩熱、玻利維亞和阿根廷出血熱，以及腎症候性出血熱和漢他病毒肺症候群是囓齒類。另外還有最近出足了風頭的伊波拉出血熱，則是由蝙蝠傳播。

儘管各有不同的傳染窩和病媒，說明了這些病分布在不同的地理範圍，但病毒性出血熱卻被歸在一類，因為它們的臨床表現全都類似，幾乎影響人體所有的器官：血管滲漏，病人無法維持正常血壓。

且不說病毒性出血熱致死的風險，這種病之所以教人擔憂，是因為伴隨這些古怪症狀而來的，是許多都會人傳人，而且罕見有效的治療方法或疫苗。大部分的出血熱，即使是透過實驗室裡的氣膠微粒（泛指懸浮於氣體中的粒狀物），都可能造成感染，因此在處理這些病毒時，通常都需採生物安全防護第四級（共分四級，第四級即最高級）的水準，要穿上太空裝或在隔離空氣的大型生物安全操作櫃內進行。不過這種病的臨床診斷很困難，因為未必會出現明顯的出血情況，而且其症狀和瘧疾、赤痢及其他多種疾病很類似。

大公國聯邦政府已經在現代醫療照護系統上投入巨大的資源，這是好事，否則就連醫護人員也會染病。遺憾的是他們對待切肉工等外勞，或者一般下層階級漠不關心。阿聯九百萬人口中，非公民就占了七百萬，大部分來自印度。在這樣的國家，很難劃分公衛問題和社會及政治問題的界限。這些問題全都融為一體。

但大公國旗下的各酋長國情況則有不同，比如積極現代化的杜拜酋長國重新定位為全球金融中心和交通樞紐，表現驚人。你可以在市場上看到穿著全身罩袍的婦女和穿著短裙的女子肩並肩站在一起，也有穿短裙的婦女由清真寺直接走到對街的夜總會。

幸好像我這樣的美國顧問受到極優厚的禮遇。只要是酋長國領袖請你協助，你必然可獲得頭等艙機票和五星級飯店招待。

諾爾醫師和我到了第一家屠宰場，不消十秒我就已對屠夫受感染的原因瞭然於胸。因為他們穿的「保護衣」，不過就是沾滿血跡的無袖汗衫、腰布和夾腳拖。

你一定以為衛生部應該早就派人去察看疫情，但關於這點，其實存有文化的鴻溝。這也是開發中國家典型的問題。除了對社會底層缺乏關懷之外，他們也沒有介入或實地處理的流行病學傳統：醫師親赴現場解決問題，而非坐在辦公室裡結算患病或死亡的人數。我這位衛生部同僚、老菸槍諾爾醫師，就不明白我為什麼想在酷熱的天氣中冒著滾滾沙塵和多刺的灌木，由一個臭氣沖天的屠宰場前往另一個薰風逼人的獸檻，實地察看並蒐集資料。

包括阿布達比和杜拜等酋長國的阿聯是在一九七一年十二月成立為國家，但它其實是七個君主專制國組成的聯邦，沿波斯灣南岸占地四百餘哩。東鄰阿曼，南靠沙烏地阿拉伯，和伊朗隔著波斯灣相對。

這些酋長國是在一次大戰後由戰敗的鄂圖曼帝國分裂，成了英國的保護國。英國人原以為能在這裡發現另一次「黑金」熱，就如亞塞拜然的巴庫或伊拉克第二大城摩蘇爾一樣，只是盎格魯—波斯石油公司（今英國石油公司前身）和伊拉克石油公司的努力都枉費心機，一直到一九六〇年代，石油才湧了出來。如今阿聯擁有舉世第七大油貯量，天然氣貯量也居全球第十七位。坐擁這些資源，再加上地處連接波斯灣和印度洋的荷莫茲海峽，阿聯因此欣欣向榮。

可是要處理這次的疫情，我們得先解決更微妙的問題。除了他們對公衛採取非常抽象的手段，對小人物漠不關心，也缺乏保護之外，衛生部和農業部之間還有門戶之爭。克里米亞—剛果出血熱也和大部分新興傳染病一樣，不只是人類的問題，也是動物和人互通的疾病，而在這個例子，則是如何處理牲畜和動物的問題。這就是「防疫一體」的概念。

四分之三以上的新興疾病都是人畜共通傳染病（意即因為人類與動物接觸而得的病），包括克里米亞─剛果出血熱、漢他病毒、亨尼帕病毒和伊波拉病毒；其他的疾病則是開始時是人畜共通傳染病，比如季節性人類流感和ＨＩＶ。由於遺傳、生態、行為和政治因素的完美結合，使這些病原體由野外的天然環境冒出來，讓人類受到感染。因此「防疫一體」也是一種方法，在這些微生物的天然環境內外搜尋它們，並且分辨哪些有可能會傳染給人類。

為了調查，我們也赴碼頭察看羊群如何進口，被帶到哪裡圈放。我們知道這些酋長國有八成的動物都來自澳洲，那裡並沒有致命的璃眼蜱，也沒有克里米亞─剛果出血熱病毒，因此牠們進口時並沒有疾病。可是這些羊卻和來自索馬利亞、伊朗已經受感染的動物關在一起，因此澳洲羊就會由其他動物身上或獸欄裡的蜱原發性感染克里米亞─剛果出血熱，因此被屠宰時，牠們的血液裡就有極高量的病毒。這些感染了蜱的動物被裝載在獨桅帆船裡走私過波斯灣，因此進口禁令毫無意義。最簡單的解決辦法就是不要再把動物混在一起，但這又牽涉到當地人的喜好，我們無能為力。當地人說，澳洲羊的臉看起來就像惡魔一樣，因此他們偏好本地產的羊。

我們推薦了一系列的作法，包括保護屠夫及和動物接觸的工作人員，以及設立新感染的監控系統。我們也建議把澳洲羊和其他本地羊群隔離；本地的牲畜在進入待宰欄之前，應先藥浴防蜱；每一次待宰欄的牲畜更換時，都應先消毒。我們也把Ribavirin這種藥留給地方醫院治療可疑的新病例，因為小規模的研究顯示這種藥物應該有用。

阿聯的疫情是所有呈報疫情中規模最大的一次，代表這個現象已困擾本地區多時。我還在阿聯時，沙烏地阿拉伯的衛生部也邀我前往，對該國外勞的克里米亞─剛果出血熱病例提供建言。因此我在杜拜辦了簽證，飛往利雅德，不幸的是，我抵達的時間已是深夜，加上又下雨，因此接待員沒有來接我，任我獨自和海關與移民局周旋。移民官員以阿拉伯語向我要護照，我聽不懂，他看到我把護照拿在手裡，所以用英文向我要，我就把我的美國公務護照交了出去。

接著他問我：「你是穆斯林嗎？」

「是。」我答道。

「哪種穆斯林，竟然不說阿拉伯語？」他問道。

接著，雖然他手裡拿著我的公務（而非個人）護照，上面列出我的出生地是紐約州紐約市，但他依然問我是否為美國人。

「是。」我告訴他。

「不是，你是持偽造文件的巴基斯坦人。」他輕蔑地說。接著他開始翻我的手提箱，把所有東西扔在檢視台上。請記得：我是受邀來公幹的客人。

看哪，他由我的裝備中找出五十小瓶的白色粉末，眼裡不由得放出喜悅的光芒。顯然他一定在想像下週五就送我上刑場的滋味。沙烏地阿拉伯的人權紀錄是舉世數一數二的糟，其法律制度根據伊斯蘭教法，包括鞭刑和石刑，背教則可以死刑處罰。這裡刻意歧視婦女和宗教上的少數群體，對外籍勞工更欠缺保護。這裡也有舉世最嚴格的藥物法，潦草的審訊、迅速而不公正的判決，接著是在神聖週五日之後把罪犯斬首示眾。我的不快轉為恐懼，結結巴巴地說這些小瓶裡面裝的是Ribavirin，是我應要求帶來的抗病毒藥物。

機場醫師奉召前來，比較清醒的腦袋占了上風，我也因此保住了我的腦袋，在兩小時後獲釋入境。

沙烏地阿拉伯的疫情和阿聯一模一樣，連動物和人類衛生部門的矛盾都一樣。我基本上也做了相同的建議，並把Ribavirin留給他們。

之後沒有多久，我又應邀赴阿曼了解更多的克里米亞—剛果出血熱病例。和沙烏地阿拉伯不同的是，阿曼的人民極其友善，在各方面都很進步，包括公衛系統在內。

我在阿曼也有幸和一位新的ＥＩＳ官員、美國空軍獸醫喬爾．威廉斯（Joel

Williams）醫師，和傑出的哺乳動物學者及蜱類專家蓋瑞．莫平（Gary Maupin）一起工作。這次的調查對喬爾可說是勇闖火線，因為在任務過程中，他的行李繞遍了整個中東，才終於回到他身邊。我也記得他使出渾身解數要由一頭羊的脖子上抽血，這時另一頭羊啃了他的筆記，害得蓋瑞和我得死命拉住他，才阻止他把手伸進這隻牲畜的胃裡，掏出筆記來，也防止他當晚拿烤羊加菜！

我們提出的那些建議似乎發揮了效果，也或者當地的生態條件使蜱和克里米亞—剛果出血熱的動物感染退燒，之後就罕見其他病例出現。

•••

一九九五年五月六日，我剛由中東回美國不到幾週，薩伊美國診所的醫學主任茱莉亞．威克斯（Julia Weeks）在金夏沙英國大使館參加露天招待會時，撥了電話給ＣＤＣ。她剛聽到一位傳教士說，薩伊西南班頓杜區人口四十萬的城市基奎特有一家醫院爆發了赤痢疫情，病原是赤痢桿菌造成。

由於五月六日是週六，ＣＤＣ辦公室沒人上班，而儘管我進ＣＤＣ才只有四年，還算相當菜的新人，但她的電話還是轉到我家。我們談了約半小時，直到她的手機沒電為止。

非洲中部原本就常見瘧疾、昏睡病、黃熱病、霍亂、雅司病（熱帶莓疹）和斑疹傷寒，但這次的情況卻更驚人。據說已經有兩千人感染、發燒、大出血，對廣效性抗生素**ciprofloxacin**或其他常用的抗生素都沒有反應，且已有十二位醫護人員死亡。

我致電給我的主管，特殊病原體部門主任克拉倫斯・詹姆士・「ＣＪ」・彼德斯（Clarence James "CJ" Peters），決定在他位於ＣＤＣ第三大樓地下室的辦公室開會。彼德斯醫師以前也曾見過這樣的情況。一九八九年，他擔任馬里蘭州戴崔克堡美國陸軍傳染病醫學研究所病情評估主任時，有數十隻由菲律賓進口做醫學研究之用的獼猴，突然在維吉尼亞州雷斯頓黑澤爾頓科研產品公司的靈長類檢疫中心死亡。普雷斯頓的《伊波拉浩劫》中就記錄了他控制疫情傳播的種種作法。ＣＪ也曾追蹤了在南美稱為馬秋波的玻利維亞出血熱。

和我們一起開會的還有ＣＤＣ獸醫兼病毒學家柯西奧查克，先前他也協助解開了漢他病毒之謎。我們一致認為第一個目標是要取得血液標本，第二個任務則是把診斷和治療病毒出血熱的說明傳真到金夏沙去。

一九八八年，ＣＤＣ在《發病率和死亡率周報》（*Morbidity and Mortality Weekly Report, MMWR*）特刊中，印行了處理這種事務的工作手冊，要求工作人員要用雙層手套、穿戴手術衣帽、防水圍裙、鞋套和防護眼罩。病人接觸過的任何物品都得放進雙層密封袋內，用消毒藥水擦拭，然後焚燒。病人本身也要住進附有前廳內裝洗手設備的單人隔離病房。程序中也規定盡量減少和屍體接觸，但按非洲的喪禮習俗，卻很難做到。

我們還得通知CDC高層：我們部門的主管馬希醫師，以及國家傳染病中心主任吉姆．休斯（Jim Hughes）醫師。CDC要求我們必須先接獲地方或國家的公衛機構邀請，才能介入，因此我們得等待薩伊政府的請求，不過麻煩的是薩伊和美國關係緊張。使基奎特之行更複雜的是，當地沒有可靠的電話服務，衛生資源和隔離護理更是少之又少。

我們開始調查之後，才發現疫情比原先報告的更教人費解。電話中說的只是其中一部分情況。疫情首先在四月九日出現，一位在基奎特第二婦產科醫院工作的三十六歲男性實驗室技師因發燒和赤痢，前往基奎特總醫院就醫，醫師認為他的病情可能是傷寒造成腸穿孔，因此在四月十日，未做嚴密的感染控制就為他動手術，但他還是在三天後死亡。

此時，曾經照顧他的醫護人員也出現發燒、頭痛、背部、關節和肌肉疼痛，有些人也有出血的情況。

這些醫護人員包括總部在義大利柏加莫的安貧小姊妹會，護士長是一九五二年乘船來到基奎特的芙羅勒芭．隆迪（Floralba Rondi）修女，高齡七十一的她四月二十五日因發燒去世，當時大家以為她是染上瘧疾。等到第二位修女，六十四歲的產科護士克蘭潔拉・吉拉迪（Clarangela Ghillardi）在五月六日也死亡時，當局才明白這不是瘧疾。這些死亡病例的報告被送往義大利，再傳回金夏沙和其他各地，想找出原因。但基奎特的小規模疫情卻又和地區性的赤痢疫情混在一起，因此威克斯致電CDC。這也教人想到有人把伊波拉病毒監視系統稱為「修女哨兵」的黑色幽默。

已經趕到現場的是金夏沙大學的病毒學家尚－賈克・穆延貝－坦方（Jean-Jacques Muyembe-Tamfum），一九七六年伊波拉病毒出血熱初次被確認時，他就在薩伊的疫村楊布庫。他指導一名軍護為確定受感染的十四名病人抽血，並安排把樣本空運到比利時病毒學家吉多・范・德・葛羅恩（Guido van der Groen）位於安特衛普熱帶醫學研究所的實驗室。薩伊原名比屬剛果，和前宗主國依舊保持密切的關係，范・德・葛羅恩就是一九七六年分析楊布庫村首批檢體的科學家。

穆延貝－坦方把這十四瓶血液放進金屬罐裡，然後放進棉花填料，再把罐子放在塑膠盒裡，裝滿冰塊、封妥。他把這盒子交給基奎特的法籍代理主教，主教搭乘「航空宣教使團」的飛機飛行兩百四十哩抵達金夏沙，把檢體交給比利時大使館醫學部主任尚－皮耶・拉哈耶（Jean-Pierre Lahaye）醫師。拉哈耶補充了冰塊之後，立即設法把檢體送往安特衛普。他聯繫到一位經常來往薩伊和布魯塞爾的比利時航空員工，後者答應把檢體裝在隨身行李裡幫他運送。他還請比利時大使安德烈・莫恩斯（Andre Moens）寫了一封公函，要求檢體無條件進關，並說明除了熱帶醫學研究所的醫師之外，任何人都不得開啟容器。

這位快遞員就在威克斯和我通話當天的清晨六點抵達布魯塞爾，順利通過證照查驗處，把包裹交給比利時開發公司的醫師，醫師再驅車把樣本送至安特衛普。沒想到范・德・葛羅恩已沒有處理第四級風險病原體的第四級生物安全防護隔離設備，所以他只好打開盒子，重新補充冰塊，把它送往亞特蘭大。

我們在五月九日接到檢體，用酵素免疫分析法檢測病毒標記（抗原）和病毒特異性抗體，結果發現，十四名病人都感染了伊波拉病毒；用病毒分離和RNA分析等其他化驗分析也診斷出伊波拉病毒出血熱，這可能是舉世最教人恐懼的疾病。

・・・

伊波拉病毒是以剛果河支流伊波拉河為名，是另一種人畜共通的病原體，最先以為是十分相近的馬爾堡病毒新株。馬爾堡病毒一九六七年在同名的德國城市初次出現，貝林公司和保羅・艾利希研究所（Paul Ehrlich Institutes）的實驗室技師接觸到由烏干達進口的綠猴受感染的組織，結果在德國的馬爾堡和法蘭克福，以及南斯拉夫的貝爾格勒，共有二十五名技師，以及六名和他們接觸過的對象染病。七人死亡。

接著在一九七六年，基奎特北方六百二十一哩的楊布庫，有一所教會學校的老師因看似瘧疾的症狀求醫，在教會醫院打了一劑抗瘧疾藥物氯奎寧。可是醫院並沒有用一次性針頭，甚至也沒有消毒。這家一百二十床的醫院只有五個玻璃注射器。二十九天後，十七名員工有十一人病倒，醫院只好關閉，最後造成三百一十八人感染，兩百八十人死亡。死者之中有兩位天主教修女，也因此才有黑色笑話說，伊波拉病毒是「修女哨兵」監視系統。

這次爆發的疫情範圍有限，可能是因為天花方才絕跡六年，當地人依舊記得如何隔離可能罹患傳染病的病人。即使如此，在新興傳染病中，伊波拉出血熱依舊是新疾病。當時蘇丹南部也同時有疫情，始於生產棉花的工廠，造成兩百八十四人感染，一百五十一人死亡。兩次疫情不論在地理或時間上都很接近，但卻是由兩種不同的伊波拉病毒株造成：薩伊和蘇丹病毒株。可能是當時的生態條件正好適合這兩種古病毒同時出現。諷刺的是，因為疫情所需而發展出的醫療中心，卻沒有足夠的感染控制作業，反而使疫情火上加油。也就是說，透過直接接觸，或者咳嗽噴嚏等飛沫，或者如針頭這些汙染物，醫院本身成了這些疾病人傳人的幫凶，醫護人員或照護的家屬首當其衝。

次年，一名九歲的女孩發燒腹痛吐血，被送到薩伊的坦達拉教會醫院。她和家人住在離醫院十二哩遠的小村莊，原本身體健康，也從未離開居住的地區。醫師診斷說她得了上述的新病，二十八小時後，她就死亡了。

因為這個病例，他們重新調查了五年前坦達拉一位醫師之死。這位醫師在為一名薩伊主日學生解剖時割破自己的手指，當時這名學生的診斷是黃熱病死亡。十二天後，醫師發病。一九七七年檢視這位醫師的病例時，才發現伊波拉病毒可能早在一九七二年就已經出現。

在坦達拉這名小女孩死亡之後近二十年，伊波拉病毒似乎退回了叢林，當時我們並不知道蝙蝠是天然的傳染窩，也不知道人類有可能直接受蝙蝠感染，也可能因為吃了如斑背小羚羊或黑猩猩等「野味」而受到感染。大猿感染的情況比人類更嚴重，最近有些專家估計，伊波拉病毒可能消滅了舉世三分之一的黑猩猩和大猩猩。

接下來，一九九四年十二月初，在非洲中西部國家加彭的明凱貝和馬科庫地區，位於雨林空地上三個淘金營地的許多探礦者也病倒，出現出血和發燒的症狀，共有三十二人乘船向南，跋涉了六十二哩，赴馬科庫總醫院求診。

當月底，離淘金地極遠的另一個小村落爆發了第二波感染。第一個受害者和一位巫醫比鄰而居，巫醫當然吸引了許多病人，其中有些曾在醫院受過治療。接著在一月又出現十六個病例，其中沒有一人曾到過發生第一波疫情的地區。這十六名病人不是直接接觸曾赴馬科庫總醫院求診的病人，就是曾去找過巫醫，或是曾接觸照顧病患的人。

在最後一個病例出現後僅八天，誤把疫情當作黃熱病的加彭衛生官員就宣布流行結束（伊波拉病毒的既定程序是，在最後一個病例死亡或出院之後四十二天（最長潛伏期的兩倍）才能宣布疫情解除）。總計起來，共有四十九人住進馬科庫總醫院，二十九人死亡。日後因基奎特的疫情，這個診斷將會重新檢視修正，和原先伊波拉病毒爆發做比較。只要條件合適，伊波拉病毒很容易就會同時在數個國家現蹤。

•••

接到威克斯電話後六天，也就是接獲檢體後一天，ＣＤＣ把基奎特的疫情診斷傳到駐金夏沙的美國大使館以及日內瓦的世衛組織，兩者也都通知了薩伊衛生部。薩伊政府立刻檢疫該市，封鎖了由金夏沙通往班頓杜省的道路。美國大使館宣布疫情為災難事件，美國國際發展署的外國救難辦公室撥了兩萬五千美元給當地非政府組織，購買和運送必需的藥物及用品。雖然空路和陸路交通都受限，但和西方民主國家一向不對盤的薩伊允許航空宣教使團負責輸送。

薩伊政府透過美國大使館請求ＣＤＣ派員調查，同時世衛組織也要求ＣＤＣ加入其團隊，因為ＣＤＣ支援該組織的病毒參照和特殊病原體研究整合中心。其他參與協助的還包括無國界醫生組織、南非國家病毒研究所、巴黎巴斯德研究院，和安特衛普的熱帶醫學研究所。世衛組織設置了科學技術合作國際委員會作為監督單位，由穆延貝－坦方醫師擔任主委。

CJ指派皮耶・羅林（Pierre Rollin）醫師挑起運籌帷幄的責任，皮耶是法國臨床醫師、病毒學家，對醫學史頗有研究，是出血熱頂尖專家，一九八九年也曾參與雷斯頓獼猴暴斃的伊波拉病毒調查。我猜羅林醫師一定不懂為什麼要找個不會說法文的新手參與，不過我還是以初級流行病學者的身分前往。他教我不要礙事，也不要白費力氣攜帶電腦，因為那裡電力永遠不足，也無法蒐集資料。為了確定我會盡心盡力，他指定由我來扛重達約十四公斤的衛星電話（當時還沒有像手機這麼小的玩意兒）。走到哪裡，就得扛到哪裡。我的手臂和背部後來痛了好幾週。

我暈車嚴重，這也使得皮耶和我親近不起來。如果你坐長途車總是頭暈想吐，而且在熱得汗流浹背的日子裡一連幾小時塞在擁擠的車廂裡，在路上顛簸，那麼你只能虛弱地說：「拜託別和我說話，還有可以把收音機關掉嗎？」彷彿你必須關閉所有感官知覺，方能求生。

• • •

薩伊伊波拉病毒屬於絲狀病毒科，是伊波拉病毒屬的五個亞種之一。這五個亞種分別以最先鑑別出的地點為名，其他四種分別是邦地布優伊波拉病毒、雷斯頓伊波拉病毒、蘇丹伊波拉病毒和象牙海岸伊波拉病毒。在菲律賓猴身上出現的雷斯頓病毒並不會使人類致病，算是異數。不論是在疫情數量和死亡率兩方面，薩伊病毒株最致命，自它出現以來，致死率平均達八三%。

雖然普雷斯頓在《伊波拉浩劫》中血淋淋的描寫未免過火，不過伊波拉病毒出血熱的確駭人。這種病毒會侵蝕血管內皮細胞的小孔，隨著孔隙增大，血就滲進腸道和呼吸道。病人因為發燒而產生幻覺，病人的眼淚也可能因血而變紅。伊波拉病毒雖曾引起鼻子、耳朵、腸道、膀胱和口腔出血，但只有百分之十至十五的病人有出血的現象，最常見的則只是瘀青，以及黏膜和針孔處滲血。打嗝意味著你的橫隔膜停止發揮功能，這同樣也是不祥之兆，不過極罕見。我所見大部分病人的特色都是呆若木雞，臉上彷如戴只面具一般。

伊波拉病毒就像其他的RNA病毒一樣，不論是在個人病程或是當地人口提供的傳染窩中，都突變迅速，快得和流感病毒相當。

不過病毒並不是透過細胞分裂來複製，而是藉著搶奪宿主的酵素和細胞結構，產生多個自己，在宿主細胞裡自我組裝，形成病毒的大分子結構。

受到感染時，除非你有特別強的免疫力，否則疾病就會進駐你的身體，把它變為病毒工廠。接下來，即使你在感染後幸運逃過一劫，由急性階段恢復，也會因肌肉和關節疼痛而有長期的併發症，而在你體內如大腦、眼睛後方，或者如果你是男性，那麼也包括你的睪丸等「免疫特權區」，病毒就能由這些地方再度回到你的體內，讓你再次生病。由於病毒能在男性生殖系統裡徘徊不去，因此即使男病人復元，依舊能由性行為傳染病毒，長達九個月。

・・・

我們在五月十一日抵達金夏沙，這大概是全世界最漫無紀律的地方了。這個人口上千萬的都市位於剛果河南岸，既有現代化的摩天大樓，也有蔓延的貧民窟，人們在防水帆布或波浪狀的錫片之下討生活。我們在那裡待了一週，使出渾身解數和官僚及第三世界常見的貪汙周旋。

我先前已經見過英、法殖民的淒慘結果，但在法國殖民地，至少你還可以買到不錯的長棍麵包。然而比利時的殖民卻在這裡的人民和土地留下不可磨滅的傷痕。在非洲的這塊地區，沒有賄賂和暗盤交易，什麼事都做不成。前比屬剛果，現在的薩伊，早在它還是利奧波德二世[1]私人財產的時候，就已經創下腐敗墮落的先例，他手下橡膠園工頭的管理方式，是當工人達不到工作配額，就把他們的手臂剁下來。一九六〇年代比利時人退出剛果時，據說在面積達西非三分之二大的這個國家只留下三十個當地培育出來的大學畢業生。即使在一九九六年，這裡依舊是康拉德筆下《黑暗的心》（*The Heart of Darkness*）的世界。

我們和世衛組織的代表見了面，他們幫我們張羅了一台電腦和印表機，美國國際開發署則提供腳踏車和機車。在此地鑽油達二十五年的雪佛龍公司答應派一輛吉普車來，並提供汽油和液態氮。疫情的規模確定後，非政府組織和政府單位的捐助就大增，可是結算起來，擁有豐富鑽石、黃金和石油卻民不聊生的薩伊（首先是因比利時人，後來則是因為薩伊總統蒙博托．塞塞．塞科所成立的強盜政府，據說在他個人任內就汙了五十億至一百五十億美元），主要的協助就是對出於慈善的補給品不課關稅。

基奎特的臨時機場是由足球場改建。我們原本要搭一架大概一九四〇年打造的貨機飛往當地，但起飛時卻遭延誤，因各家新聞記者不管旅遊禁令，各顯神通，交了五百至一萬美元給資訊部當做交通費，這表示比起我們這些不付錢的人道救援者，他們有優先飛行的權利。我苦等飛機時，才明白媒體的力量，他們先飛，才能拍我們起飛的照片。

我們依舊設法在五月十二日抵達有三百多張病床的基奎特總醫院，帶著外科手套、手術服、橡皮靴、萬用膠布、面罩、漂白水和屍袋。陪同皮耶和我的是瑞士醫師菲利浦・卡蘭（Philippe Calain），他也是優秀的病毒學家，原本在CDC做分子生物博士後研究，但在這次疫情之後改變了生涯道路，把重心轉移到實地作業。來迎接我們的有醫院的醫務主任、巴斯德研究院的一位代表，和薩伊軍醫上校祖卡米・札奇（Nsukami Zaki），這可能是薩伊政府唯一有作用的單位。札奇醫師是由薩伊紅十字會找來，負責組織義工的工作，包括採購載運死者埋葬的卡車，和挖集體墳墓的挖土機。

那些原本在最好的情況下，也只是教人悲傷沮喪的設施，如今更成了熱帶地獄。大部分的員工，以及還有能力可以動的病人，全都跑得精光，使疫情散布得更廣。院內只剩病危的人，包括一個全身都打上石膏的男子，還有死人。我們得在病人屍首附近走動，他們躺在地上和床上，已經散發出臭氣，並且腫大。血液、嘔吐穢物和糞便造成大面積的汙染，腳下到處是針頭和針筒。沒有電、照明或自來水，也沒有公廁。

我的工作應該包括建立疾病監視系統，確定傳染因素，並且採取行動，協助控制疫

—1 King Leopold，一八三五年—一九〇九年。一八六五年成為比利時國王。

情。皮耶（這次和未來多次伊波拉病毒疫情防治的大功臣）和菲利浦的重心則是蒐集臨床資訊，設立移動式的實驗室。但教人難過的是，不論我們原來有什麼計畫，現在的第一優先都是清理現場，照料剩下的病人。

涉及這次疫情的共有四家醫院：爆發中心是基奎特總醫院，接著是基奎特第二醫院和莫山戈的醫院，那裡有一位曾照料患病實驗室技師的醫務人員已經轉院。莫山戈的情況很有意思，因為那裡只有一位醫師沒受感染，而她所做唯一的防疫措施就是拚命洗手。第四家醫院在約一五五哩之外的亞薩邦。

基奎特總醫院是由十二棟低矮建築所組成，可容三百二十六張病床。病人睡在沒舖床單的薄墊上，金屬床架上塗著斑剝的白色琺瑯漆。醫院不供餐，因此飲食都要靠病人家屬帶進來。

頭一天，我們留在戶外，把醫藥用品和防護衣運送到醫院大門，第二天再戴上護目鏡，穿上塑膠長袍、靴子、手套，進醫院協助同僚提供醫護照顧，並由病房移除屍體，焚燒床墊，開始基本的衛生作業。無國界醫師比利時分部在金夏沙設有長期辦事處，他們派來的團隊包括兩位衛生工程師，其中一位可以通當地語言。他們裝了水塔，設了廢棄物處理系統，裝了發電機，並供應無菌濾水器。

・・・

在埋葬屍體方面，薩伊紅十字會盡心盡力，但在我們抵達之前，他們的志工並無防護衣物，其中六位因此遭感染死亡。我們提供了橘色的生物危害連身防護衣、橡皮靴和口罩，以及礦工燈，讓他們在缺電的地方能綁在頭上作為照明。他們用漂白水噴灑屍體，放進白色的塑膠袋，然後再噴灑一次，看起來真像恐怖片裡的生物，或者就像魔鬼的黨羽。接著他們把屍體放在輪床上，由設有檢疫病房的第三棟建築穿過封閉的走道，抵達設有停屍間的水泥小樓。

等醫院比較有秩序之後，薩伊紅十字會就開著卡車到附近的村莊載運屍首。這個任務極其危險，尤其薩伊人對我們抱著敵意，他們希望以自己的方式來對待死者，包括不斷地碰觸、親吻和洗滌屍首。因此有些紅十字會的年輕人很不幸地挨了打。

基奎特總醫院通常有十二位醫師、兩百位護士或助產士，還有六十位看護，可是現在剩下的醫師中，有三位生病：一位在家養病，兩位在醫院病房。目前只剩三位護士和一位看護，或者該說是勤務工，他們已經不眠不休地工作了好幾天，沒有人監督指導，也沒有任何防護。

醫院院長又聘了兩位護士和一名勤務工，現有的一名護士一直工作到翌晨，直到第三位義工護士加入。因此第一週，醫院只有三名護士和一名看護。我們抵達後不久，四十八歲的修女丹尼蘭傑拉・索提（Danielangela Sorti）去世，是安貧小姊妹會在此次疫情中死亡的第三位修女。這次疫情總共有六位修女喪生。最後一位是五十一歲的維塔羅莎・索札（Vitarosa Zorza）修女，她來到基奎特協助修會的姊妹，很可能是因為感染控制出了最小的差錯，她的染病和去世對我們是一大打擊。在她生病的過程中，皮耶細心地照顧她，儘管這對他個人也是一大健康威脅，他甚至為她掘墓。

新病患依舊住進急診病房，如果他們主訴的病情類似伊波拉病毒，就會被帶進兩間分離的診間之一診察，若真有伊波拉病毒的可能，就被送進第三棟建築。

凡是有絲毫伊波拉病毒症狀的人，都會被送到檢疫病房。我相信一定有不少人原本健康，卻被送錯病房，結果在檢疫病房裡染病。醫院藥房可提供口服和非消化道藥物，包括奎寧、氯奎寧（抗瘧藥物）、抗生素、鎮靜劑和止痛藥，但沒有水和電。

通常針頭並不會重複使用，但這些尖銳的物品並沒有被適當丟棄，因此醫護人員被刺傷的風險很大，尤其病房燈光昏暗。我們指導他們減少注射和打點滴，並鼓勵病人家屬盡量為病人提供口服補充液。

到五月二十日，第三棟建築病人已經滿床，不過已經有足夠的護士來報到當班，可以再設一個檢疫處。等病人一到恢復期，就被送往附近的恢復病房，感染的風險就降低許多。我和日內瓦世衛組織的大衛・海曼（David Heymann）醫師合作，建立疾病監視制度，他是總負責的協調員，在先前楊布庫疫情時身任ＥＩＳ官員，在一波波感染之中始終保持冷靜。

・・・

我最重要的任務是要解析這波的流行病情，找出所有病例和他們的接觸對象。而我自己的野心則是要追蹤傳染鏈，找出「零號病人」（原發病例），也就是這種人畜共通傳染病越過物種藩籬，由動物宿主到人類身上時的第一個倒楣病患，並證明這次的疫情是來自單一的感染。這表示我要和大家一起外出鑑識病例。我請了一位班度醫學院的學生擔任翻譯，訓練薩伊人做資料蒐集和分析的工作。

最大的幾個問題是，病人在哪裡死亡？有多少人？他們年紀多大？我們擬了一份問卷，列出「你認為是誰感染你？」和「你曾和誰接觸？」等問題。

資料湧進之後，我們又按症狀，把病例分為「可能」和「可疑」，有了「你認為是誰感染你？」之類的資料，就可以一路按傳染鏈追蹤回源頭。我們檢視資料，研究有多少受感染的病人是醫護人員，有多少不是，以作為指標，了解預防和改進措施是否有效。

我想用這些資料搜尋哪裡的人感染率最高，目標是要讓社群立即回報所有的死亡案例，讓死者可以安全地下葬，並讓可能染病的人全部離家，收容到有臨床設施的場所，讓他們得到治療，而同樣重要的是，也不要再感染他人。

在調查因伊波拉病毒而死或疑似染此病毒者的過程中，團隊會追蹤和記錄他們出現病徵後所接觸的每一個人。如果有人確診感染，他所接觸的對象就會重新評估，並追蹤二十一天，確定他們是否發病。接觸對象如果沒有症狀，就沒有散布疾病的風險。不過他們如何回應往往和我們如何對待他們息息相關，比如經常和他們聯繫，教他們如果生病就要聯絡我們，或者派武裝警衛限制他們的活動範圍，檢疫整村二十一天。不用說，你所做的決定會影響你所得到的合作，初期尤其如此，因為遭隔離的人連配給食物都沒有。

等我們在醫護人員中確立了基本的控制和衛生程序，防止疾病傳播之後，下個挑戰就是文化勸說：派研究人員騎機車，後來又派大學生騎腳踏車去說服本地居民不要再藏匿病人，並且要他們徹底改變處理屍體的習慣。我們也成立數個通報系統，包括可疑病例和死亡的謠言登記，以及透過基奎特教區的地方廣播系統報告病例。由於沒有大眾傳播媒體可用（連報紙也沒有），因此我們的通訊只能仰賴海報和街角的擴音器。在此同時，我們也得應付本地人的迷信。當地人認為醫院最早出現的疫情是出於未受邀與同事共餐者的詛咒。

薩伊的喪葬風俗是，家人為死者沐浴，準備下葬，儀式包括頻繁的觸摸親吻，並剪下他的頭髮和指甲。面對伊波拉病毒，此舉無異自殺，在致命的病例中，我們可以在每一毫升的血液中檢出百億單位的病毒遺傳物質。面對這無情的事實，當地居民終於同意讓穿著橘色防護衣的人把死者立即裝入屍袋，噴上「來舒」，然後用平板卡車載走。比起本地的義工，外國人更容易招來當地居民的憤怒，導致工作更加危險——一方面來自感染的威脅，一方面也是因為滿懷怒氣的居民會追打。

• • •

我們經常在深夜聽到居民哭號死者的名字，知道他們的悲傷結合了恐懼。就連醫師和護士都無能保護自己，更加深了他們對這種恐怖疾病的害怕。其實，或許也可說是醫藥體系使傳染更嚴重。獨自死在自己的小木屋裡不算疫情，醫院反而會加重感染，擴大疫情，除非有最嚴格的保護措施。

晚上，我常會穿戴防護裝備，到病房裡照顧病人。在滿頭汗水，面罩霧濛濛的情況下提供醫療服務實在很困難，尤其在光線微弱之下要拿針幫奄奄一息的病人抽血更是危險，因為你也很可能一不小心失足栽倒。面對這樣的情況，我們還是得照顧自己的基本需要。我們僅能找到的住處是當地一位「商人」的家，他的業務似乎和黑市交易以及大量酒精有關，不過在他大發慈悲，深夜裡提供CDC同僚住處後，這些交易也就突然中止了。

在國際團隊提供防護衣和拋棄式針筒給醫院之後，新病例的數量就下降了。主動尋找病例和向當地居民宣傳保健資訊也抑制了院外感染。

最後，由追蹤可疑病例，過濾許多錯誤線索之後，我找到了病源，也就是最初的受害者，賈斯帕．曼加（Gaspar Menga）。四十二歲的他是木炭工人，在一九九五年一月六日住進基奎特總醫院。身為基督復臨安息日會的信徒，他從不吃野味，就我們所知，他在發病前也未與伊波拉病人接觸，但他的燒木炭工地在一座茂密森林邊緣，綠蔭濃密。在他採集木材和挖掘燒木炭坑的過程中，會接觸到形形色色的動物病媒，包括蝙蝠、昆蟲和囓齒動物。

零號病人直接感染了至少三名家人致死，還有十名家族成員亦受感染。這一切都發生在九週之內，範圍包括基奎特及附近的三個村莊。鑑識出零號病人，讓新來的動物傳染窩團隊有了運作目標。他們蒐集蜱、囓齒動物、蝙蝠、蚊子和兩棲動物時，我也得要幫忙，推敲病毒究竟來自何方。頭號嫌犯是果蝠，我們總共蒐集了一千四百多隻果蝠來做感染源測驗。

總計這次的疫情共有三百一十五人感染，致命率達八一%。幾乎每一個病例都可追蹤到受感染的家人、朋友或直接接觸另一病患的醫護人員，或者遭針刺或動了手術的人。七〇％以上的早期病例都是醫院員工。所有的病例中，有一百六十六例女性，一百四十九例男性，三二％是醫護人員，二一％是家庭主婦，他們往往負責照顧生病的家人，或者為死者進行清洗大體的儀式，準備下葬。這次疫情的散布主要是透過體液，和通常由女性負責的清潔遺體工作，由人傳染給人。

最後一個病例是二十七歲的主婦，來自基奎特的辛達區，她在一九九五年六月二十四日因流產感染住進基奎特第二婦產科醫院，七月十四日出院，十六日在家死亡。一九九五年八月二十四日，疫情宣告結束。

• • •

這次的疫情提升了我們處理流行病的技巧，讓我們對傳染和預防策略有更多的了解，也讓我有機會認識並說明「超級傳播者」的觀念。所謂超級傳播者，就是有大量接觸對象，促使流行病疫情大肆傳播的人，其原型是「傷寒瑪莉」（Typhoid Mary）：有一位名叫瑪莉．麥隆（Mary Mallon）的愛爾蘭廚師，二十世紀頭幾十年在紐約地區傳染傷寒，導致五十一人致病，三人死亡。她的病例反常之處是她完全沒有病徵。

在基奎特疫情結束之後那年及其後半年，國際間開始推動各種計畫，支持監督該地區醫院的伊波拉病毒，控制感染，只是這些努力後來卻因持續不斷的內戰而中斷。

在疫情結束後不到兩年，蒙博托就被推翻，但他和親族卻把國庫裡用來保障薩伊貨幣合法性的所有金條和外匯擄掠一空。他在同年因攝護腺癌死亡。

幾個月後，我回到薩伊採取倖存者的骨髓樣本，培養抗體作為治療，當地醫師曾做了教人興奮的嘗試，顯示把倖存者的血液輸給病人有極大的效果。修女依舊留在那裡經營醫院，提醒我們，愛與對上帝的奉獻每一次都會戰勝伊波拉病毒。

4.誰將取代天花？
從剛果猴痘到美國傳染事件

醫生用電子顯微鏡觀察這名兒童膿皰的檢體，結果看到痘病毒的標記。這是猴痘首度在美國現蹤，教衛生官員大惑不解，為什麼先前在非洲中部地區以外從不曾出現過的疾病，竟然會出現在美國中西部？

血液腐爛發酵之後，就生成天花，讓多餘的水汽冒出（形成水泡），由嬰兒像葡萄汁的血，變成年輕人經醞釀成熟，像葡萄酒的血。

——伊斯蘭醫學家阿布．巴克．穆罕默德．伊本．扎科里亞．拉齊（Abu Bakr Mohammed ibn Zacariya al-Razi），《天花與麻疹論》（*A Treatise on the Smallpox and Measles*）

人類唯我獨尊，彷彿是地球的主人，其實真正讓萬物運行的是微生物和昆蟲，它們提醒我們誰是老大的一個方式，就是傳播疾病，通常都藉著包括囓齒動物或蝙蝠等小動物之助。百分之七十至八十的新興傳染病其實都是人畜共通傳染病，剩下的，如抗藥性細菌，則完全是由我們所造成。

但並非所有微生物都是壞的，釀造葡萄酒、啤酒、乳酪發酵都是拜微生物之賜，我們也用它們做生物製劑，甚至拿它們做天然的殺蟲劑。我對微生物尊敬有加，它們已有三十五億年的歷史，數量占所有生物的九成，可以在一天之內繁衍三十個世代，並且透過跳躍基因（transposons，又稱轉位子）和質體（plasmids）交換有利的遺傳材料片段，掌握迅速演化的熟練技巧。相較之下，我們人類只有約二十萬年的歷史，每隔二十五年才製造出一個世代，而且我們的遺傳多樣性是靠地域性的擇偶模式來界定。

更何況我們根本不能算是單一的有機體，而是和人體微生物群系密不可分的群體。人體含有上百兆細胞，其中九成都是在腸道和其他開口及表皮上的微生物細胞。這些「乘客」來自約一萬種不同微生物種，組成人體生態系統。和這微生物群的複雜互動是保持我們健康的重要因素，同時，它和性病、肥胖、腸胃疾病、糖尿病和類風濕性關節炎也息息相關。我們已經使用「好」微生物（或稱益生菌），來治療嚴重的新生兒腸胃感染，並在服用抗生素時預防腹瀉。對於威脅到生命的結腸感染，由擁有好菌的健康捐贈者做糞便微生物移植是絕佳的作法，這種疾病稱為困難梭狀桿菌感染，是由於長期使用抗生素，破壞了腸道內益菌的功能。最後，也有愈來愈多的資料顯示，嬰兒時期用抗生素治療，可能會導致日後的肥胖。學者已發現，如果讓肥胖老鼠做減重手術後變瘦，然後把牠們腸道的細菌餵食牠們肥胖的手足，那麼牠們的手足也同樣會變瘦。如今也有教人興奮的研究，以苗條者的糞便微生物移植到肥胖的人身上，測試這種作法對肥胖和腸道微生物群的影響。

有時候微生物為了追求新的生態棲位，會有一反常態的表現，就相當於我們在城市太擁擠時會搬到鄉間去一樣。自現代科學發展以來，我們的反攻也相當有效。很可能源自嚙齒動物病毒的天花曾是人類最大的災禍之一，改變了人類的歷史，尤其是在歐洲國家對新世界展開殖民，而當地原住民對此病毫無免疫力之時。不過到一九八〇年，經由全球的努力，天花終於在世上絕跡。我們充滿信心，甚至停止了天花疫苗接種計畫，之所以能這樣做，是因為天花病毒的生存只能靠人傳人，不能仰賴動物宿主或帶原動物，只要找到這種疾病的最後一個人類宿主，把他隔離起來，或者讓未感染者注射疫苗，就能斷絕傳染，把這種病趕盡殺絕，永不再現。除非你在研究實驗室裡留下一些活病毒，那就是另一回事。可是不幸的是，如今合成生物學大行其道，瘋狂科學家出於邪惡目的，用已發表的基因圖譜重新組合病毒，也是可能的事。

儘管原生的天花病毒已經消失，醫界卻擔心它所留下來的生態棲位可能會由另一種較不那麼致命但依舊棘手的疾病填補：猴痘。

• • •

一九九六年十二月，身為CDC流行病中心特殊病原體部門主任的我接到一通電話，是在薩伊處理伊波拉病毒時的老友、世衛組織的海曼醫師通知我：剛果中部十二個偏僻的村莊發生了猴痘的疫情，請我協助。

海曼醫師獲世衛組織總幹事撥款兩萬美元，進行三週的調查，他希望我主持科學家團隊，成員來自CDC和相當於EIS的歐洲田野流行病學計畫。

猴痘於一九五八年首見於實驗室內用作神經學研究的猴子——食蟹獼猴而得名，是由與天花病毒同屬的人畜共通病毒正痘病毒所造成，屬於痘病毒科（與尋常疣病毒同科）。儘管名為猴痘，其實更常出現在太陽松鼠及其他嚙齒動物，尤其是甘比亞巨鼠身上。經過一兩週的潛伏期後，感染者的皮膚會由深層冒出圓頂狀的堅實皰疹，很像天花的丘疹或膿皰，幸好這種病很罕見。

在臨床上，猴痘很難和天花（兩者關係密切）和水痘（兩者不相干）區別。你可以在動物身上測試猴痘抗體（免疫系統對抗特定侵入者所留下的痕跡），如果找到抗體，很可能就發現了這種疾病的動物宿主。

這種病一九七〇年首度在人類身上發現，引起醫界緊張，進行監控，以確定這種病對撲滅天花的行動是否會有影響。先前撲滅全球黃熱病的計畫就曾受阻，因為這種病會退回叢林，在動物身上存活，再重新出現感染人類。接下來十五年，在赤道中非和西非只有約四百個猴痘病例，大多是在熱帶雨林包圍的偏遠村落。在這裡，人和受感染的動物接觸更頻繁，也更常吃野味。當地人食用猴子和其他野生動物，也吃嚙齒動物。猴痘的死亡率約一〇％（天花死亡率更高，近三〇％），續發性的人傳人感染率也差不多相同，目前還沒有安全可靠的治療法。

對我們而言，真正的問題是，由這個大規模的新群聚來看，我們是否做錯了？停止接種天花疫苗是否開啟了感染猴痘的大門？我們該不該在西非重新展開疫苗接種以防猴痘蔓延？可是天花疫苗是活病毒，用意是讓免疫系統健康的人產生免疫反應，問題是ＨＩＶ／愛滋病（人類免疫缺乏病毒／後天免疫缺乏症候群）盛行，意味著成千上萬免疫功能不全的人對活病毒沒有防禦力，因此大規模免疫接種可能成為災難。預防勝於治療，可是該付出什麼樣的代價？

我們還未淡忘這個問題及其歷史。二十世紀末規模最大且持續迄今的流行病就是ＨＩＶ／愛滋病，這原也是人畜共通的新興傳染病。對這種病毒基因的詳細研究顯示，它是一九二〇年代在利奧波德（即今金夏沙）由黑猩猩免疫缺乏病毒跨物種感染，很可能是因為當地居民處理了帶血的野味所致。這是個欣欣向榮的商業貿易都市，人口成長迅速，鐵軌四通八達，每年都有上百萬人口來去，再加上性產業興盛，針筒重複使用，使病毒如虎添翼，透過貿易和旅遊跨洲傳播。儘管這種被非洲居民稱為消瘦病的疾病有很多可怕的描述，但接下來六十年在非洲卻一直都沒被當作獨特的病，再加上美國政府處理不當，使這種病四處肆虐，如今這種病的病原體已確定會使人類致病，二〇一三年全球共有一百五十萬人因此病而死亡。

•
•
•

一九九七年二月，我回到熱帶「天堂」金夏沙，不出所料，這裡比起一年半前我來訪時沒多少改進。混亂和貪腐依舊聯手讓一切都成為夢魘，內戰的戰況也愈來愈糟。

世衛組織向我們保證，只要我們進了叢林，就一定會提供車子，但我們得先請求衛生部長准許。結果其隨從要求在我們隊伍中安插他們的人，我們只能揣測他們是為了可以報人頭撈點津貼花用。因此這些原本開計程車或擔任職員的遠房親戚和馬屁精全都搖身一變，成了病毒學和流行病學專家。我們很謹慎地不敢多問，只希望有足夠的空間容納真正有所知的人，而不只是一堆騙子而已。

最後我們很幸運湊出一隊很優異的人才，包括衛生部長的人馬，和金夏沙大學公衛學院的歐基隆達．塞斯比（Okitolonda Sespi）醫師。我們極大部分的工作是採集各種嚙齒動物的血液，設法分辨出是哪一種染上猴痘。我們也找到由美國移居此地的動物專家黛爾菲．麥辛潔（Delfi Messinger）協助我們辨識這些動物。

不過接下來我們得找一架飛機。我們看到的第一架是用萬用膠帶黏起來的克難機，這雖是比喻，但我可以百分之百確定它的機翼在漏油。飛行員說：「噢，別擔心，等我們一起飛，壓力增大，就不會漏油了。」

我說：「我們不坐這架飛機。」大家都沒有異議。雖然延誤了時間，但我們還是繼續尋找合適的飛機。

最後我們找到一架標準雙螺旋槳的小飛機，向東飛到約五百哩外的洛買，就位於桑庫魯自然保留區之南，這裡就是我們的出發點。我們已在此租了幾輛休旅車和一輛大卡車。在這裡租車絕對不是走進租車櫃檯，拿出信用卡，確定租車可以得到點數那麼簡單。要想租車，全部都得自己來。你必須追蹤城裡誰有休旅車，和他聯繫，詢問價碼：「用你的車一週要多少錢？」你得一切自理，萬一你一不小心掉進溪谷，或者叛軍用AK-47衝鋒槍把車子射爛了，那是你的問題，可不會有人在你付了保險自付額之後，設法把你救出來。

一等交通工具、糧食和補給品安排妥當，我們就朝終極目的地，剛果猴痘疫情的中心前進，這是位於卡延貝─昆比地區一個稱作阿康古拉的村落。

猴痘這種外來病毒的疾病，讓像我這種公衛人員覺得棘手。這種病毒不只像伊波拉病毒，會藉由接觸感染病人的體液傳播，也會像流感那樣藉由飛沫傳染，潛伏期十至十四天，初期症狀包括淋巴結明顯腫大（和天花不同）、肌肉疼痛、頭痛、發燒和起疹子，整個過程由形成水泡，經過化膿，中間出現肚臍狀凹陷，再到結痂。有些病人會在起疹前期產生潰瘍。疹子和皮膚受損出現在頭部、軀幹和肢端，甚至也會出現在雙手的手掌和腳底。

不過最重要的是，就算消滅了所有人類的猴痘病毒，這種病也會不會消失。沒有我們，它一樣可以存在，在動物感染源身上活得好好的。這種病毒會在森林裡，靜靜地由老鼠傳給老鼠，或者松鼠傳給松鼠，年復一年，除了偶爾有人類零星的感染病例之外，你根本不會知道有這個疾病。直到突然有一天，新的人類流行病出現了。它隨時可能會發生，你得預作準備。

阿康古拉村的情況教我們心驚，不只是因為感染的病例數目，也因為我們能一個接一個追蹤傳染的過程，有時一連串追到八個以上的病患，這表示猴痘可以像流感一樣，在地鐵車廂裡輕易散播。我們已明白它的傳染途徑，知道接觸到受感染的嚙齒動物，就可能會受到感染，尤其是從未接種過天花疫苗的幼兒，因為天花疫苗至少可提供一點交叉保護；我們也知道佈網或用簡單陷阱捕捉小動物的人也很容易罹病。但我們沒料到，而且真正教我們擔心的是，這種病毒可以持續地由人傳人再傳人，根本不需要嚙齒動物做媒介。在卡延貝—昆比地區有愈來愈多病例。我們一到阿康古拉，大家就七嘴八舌把他們所見和所經歷的告訴我們，這一切資訊都得經過篩選過濾，才能了解究竟是怎麼回事，我們又該做什麼。

我們在院子裡搭起臨時實驗室，搬進村長慷慨出借的茅屋。

每天早上，我們一走出村長的茅屋，就分成幾個小組，各乘一車，前往方圓三十至四十哩的村落。大半時候，由流行病專家組成的這些團隊得在叢林裡披荊斬棘，自己開出路來。

我們每到一個新的地方，通常都會有當地聯繫人的資料，可以向他求助。在比較大的城市，收容我們的可能是天主教會的牧師或修女，讓我們不致餐風宿露，睡在吊床上吃冷冰冰的食物，而可以洗熱水澡，睡在一般的床上，還有美味的早餐，包括塗麵包用的巧克力抹醬。比起睡在地上，像這樣清苦的住處竟然讓我們油然而生豪華的感受，也讓我們在不毛之地巔簸整天之後精神大振，實在不可思議。就是這樣的時刻讓我了解「第一世界問題」（指富裕國家無病呻吟）的意義。這些安貧樂道的牧師、修女和助手也讓我覺得倍受恩典，更接近上帝。

在比較鄉下的地方，當地最高階的公衛官員通常是附近的護士，往往是非洲本地人，也是這地區唯一的醫學專業人士。他們負責接生、分發藥物——只要政府有辦法提供。他們工作的地方可能是只有幾張床的初級診所，稱不上醫院，因為這些診所往往極度缺乏經費，設備也少得可憐。有的診所還是比利時國王利奧波德二世私產時，由比利時人興建的。

到了比較進步的時代，村民就以他們付得起的實物作為醫療服務的報酬，可能是微不足道的物品。有錢的人則會到較大的城市裡向真正的醫院求診。

我們每到一個新地點的程序就是先去找這樣的一位護士，以及任何管理當地的單位。比如在卡多卡彎比衛生區，我們就先去見當地的護理長歐密山哥．歐潘加和當地的委員歐曼達拉．歐迪莫先生。

我們也見到了靜修女，她是本地一家醫院的護理主管。當你想搞清楚需要做什麼時，必須有本地人參與，你也必須和社群建立適當的關係，才能把事情完成。你不可能用降落傘從天而降，告訴本地人說：「喂，我是美國醫生，由現在起，一切歸我指揮。」這樣絕對不行。為什麼？想想看，如果長著綠尖頭的外星人突然跑到你們當地的醫院說：「我無所不知，我來這裡是為了拯救你們。」你會相信他嗎？

・・・

要完成任務，非得融入當地的社群，和地方上的管理結構建立關係，才能確定自己做的是正確的事。否則只要你一離開，一切就結束了。遺憾的是，有時即使你這樣做，結果一樣也會報銷，不過我們總得試試。這就是全球健康真正的意義：不分地域，不分人種，努力改善全球人類的健康。

然而這就是大部分疫情的大問題：很少有持續的計畫，不只是遏阻疾病本身，也包括基本的公衛措施，比如疾病的監測。每到一個村落，我們總會自我介紹，尋找病例，為家家戶戶的人抽血，檢查他們接種天花的疤痕，並且提出問題，找出答案。我們做了學校調查，檢視特定地區民眾的天花疫苗史。這對我們極其重要，因為如果此病的流行方式有了改變，而且（a）情況比先前更嚴重，或者（b）持續由人傳人，毋須回到囓齒動物傳染窩，那或許就意味著儘管有HIV／愛滋病病毒存在，我們依舊得重新開始在這個地區接種天花疫苗。

在這些地方，我們往往是多年來僅見的外來者，因此團隊中的本地成員必須使出渾身解數，取得村民的信任，接著再為他們抽血。這個程序很駭人又疼痛，年幼的孩子尤其覺得畏懼。

儘管我們如今有各種高科技儀器可以追蹤和對抗流行病，但有些最有效的工具卻簡單地可笑。我們由一個茅屋到另一個茅屋，挨家挨戶搜尋可疑的猴痘病例，手上拿的是舊的天花卡。這是天花病童的彩色照片護貝卡，照片上可見病童從頭到腳都是天花造成的疤痕，好像生有顆粒的皮革。許多年前，醫師用這種卡片讓全球各地的人了解天花究竟是什麼模樣，由於天花和猴痘的疤痕十分類似，因此我們認為這種卡片應該也能協助人們辨識猴痘的病例。

多年來這種卡片一直收在世衛組織的櫃子裡，但我們把它們拿出來，帶到第一線。

我們一到新的村落，就會讓村民傳閱卡片，並問他們：「你們有沒有見過像這樣的人？」等我們發現起泡的疹子、發熱和呼吸道症狀等種種跡象，就會由結疤的痂或膿中採取液體，或是取樣正在發病者的膿汁。我們會計算他們臉上的疤痕、接種疫苗的痕跡，並且記錄病人的年紀。雖然有五分之一的病人逾十五歲，但病人的年齡分布還是以兒童為主，這表示他們從未接種過天花疫苗。如果能知道這些人有沒有感染ＨＩＶ就好了，可是我們沒有獲得衛生部的准許，不能做檢驗。

另外，我們也提供獎賞，請村民把如松鼠、蝙蝠、猴子和大鼠等小型哺乳動物帶來給我們。

流行病學談到傳染鏈——當疫情爆發，造成疾病的微生物由一個宿主到另一個宿主的路徑——一個重要的問題是，這個傳染鏈會不會長到不可能斷裂的地步？也就是說，帶有傳染病的人類宿主多到根本不再需要帶原動物？此時你所談的已不再是人畜共通疾病，而是人類的疾病。

有個時髦的科學術語「基本再生數」[1]，指的是疾病傳染的程度，如果這個數字大於

—— 1 basic reproductive rate，一個初發病例在易感人群中引起平均繼發病例的個數。

一，表示每個病例至少會讓一個新的病人感染，疾病就可無限延長下去。比如麻疹的基本再生數約為十五，因此需要極高的疫苗注射率，才能阻止疫情蔓延。流感的基本再生數約為二至三，但它可藉極短的潛伏期（由感染至發病的時間）來彌補（這也是我應邀向電影《全境擴散》女星凱特溫絲蕾和劇作家說明的觀念）。不論是什麼新疾病，只要計算出這個數字，你就對問題的規模有了概念。

在像這樣的疫情中，若你發現平均的受感染戶數再生感染率小於一，就可確定疫情已經達到巔峰，但如果疾病的基本再生數大於一：平均起來每一戶再感染的人多於一人，這就是引爆點，意味著疾病可以在這個社群裡自給自足，甚至累積動力。

因此當時我們需要回答的一個關鍵問題就是，病患家庭有多少再生病例，接著我們再把這些資料組合起來，才能對疫情全貌有更深入的了解。

如果病毒的再生數超過一，就可以在群體中永續，這是每一個微生物的美夢，也是每一個流行病學家的夢魘。有些微生物在人類之間不斷感染，也有些雖然不會，卻有可以讓它們繼續感染下去的關鍵因素。在考慮未來的流行病時，這是必須思索的攸關緊要的問題。哪些微生物會說：「嘿，我跨越物種了，永遠不必回到叢林中，藏身在囓齒動物裡。」許多人類疾病就是跨越物種而來：麻疹、季節性流感、瘧疾和ＨＩＶ。

大體說來，如伊波拉病毒這樣的疾病或許基本再生數不到一，但如果受感染的患者是在毫無感染控制的社區或醫院，就可能會不斷傳播，直到最後才消失。疫情到頭來總會自然消耗完畢，問題只是，要等多久？社群又要受到多大規模的破壞？

• • •

我們剛果冒險之行的其中一位夥伴就是先前在阿曼時，因為筆記被羊吃掉而聲名大噪的喬爾。他受的是獸醫訓練，在美國空軍服役時擔任公衛官員，也獲得獎學金，研習流行病。他是我共事過最傑出的流行病情報官之一，也是現代的馬蓋先——就像風靡八〇年代的影集主角那樣，只要一把瑞士刀，就能用手邊任何垃圾做出他所需要的一切。

在我們所停駐的村子，村民整天都會帶他們所捉到的動物前來，由喬爾檢測，看看牠們是否帶有猴痘或其他我們所追蹤的疾病病毒。喬爾在叢林裡打造了生物安全性第三級的實驗室，他帶著在金夏沙市場買的攜帶型發電器（我們開玩笑說，這一定就是我們由亞特蘭大帶來卻一直沒有和行李一起送到的那一台）、攜帶型離心機，和其他形形色色的裝備。喬爾還安排了工作空間，可以解剖動物，把牠們的各部位放進裝有液態氮的罐子裡。在這個小小的叢林實驗室裡，他可以把村民帶來的動物按部就班處理好，他可以採血、非常專業地解剖、摘取我們所需要的任何器官檢視，並送到亞特蘭大做檢測。在其他成員由村子裡回來之後良久，喬爾和我還會熬到深夜，用露營燈當照明，在天亮之前把所有動物都處理完畢。

不過這研究卻教我們在良心上覺得有點為難。因為人最容易受到感染的途徑就是在獵食時直接接觸受感染的動物，我們究竟該不該告訴當地人民，要盡量避免接觸他們經常獵食的動物，以免被感染？我們當然不希望他們染病，但同時我們也知道，不論如何，他們都會去捕獵這些動物，而且我們也的確需要樣本。我們掙扎了一陣子，最後採納了實際的觀點：村民原本就捕食這些動物為食，我們只是把動物轉過來做研究罷了。但我們向他們強調，在這些動物煮熟之前，儘可能不要接觸牠們，如果動物有染病之虞，接觸者也限定為一人，最好是家裡最年長的人，已經得過猴痘，或者有接種過牛痘的疤痕。

• • •

當然，在處理這些動物，包括牠們的血液和身體各部位之時，我們也要防範自己受到感染。我們穿上消毒衣，戴上橡皮手套和面罩。不過我覺得喬爾比我更謹慎，在熱帶剛果的酷熱中，他依舊時時謹記維持生物安全防護。不論如何，我們都不敢大意，因為設備完善的醫院都離我們千里迢迢。

喬爾為此行做了萬全的準備，帶了各種各樣我根本沒想到的緊急用品。有一回，我們發現有一大群行軍蟻聚在我們茅屋外面，看來就要發動攻擊了。喬爾告訴我們，「要是這些螞蟻跑進來，我們就完了。」接著他不知由哪裡變出一大罐塑膠瓶裝的強力殺蟻藥。我們全都很納悶，那玩意兒到底是由哪裡來的？難道這傢伙把它帶在行李裡到處跑？他在茅屋四周噴完殺蟻液，螞蟻果真沒有入侵。喬爾知道該如何控制動物，畢竟他是獸醫。

和傑出公衛官員結伴同行的另一個好處，是他會擔任我們的餐廳督察，這裡講的「餐廳」當然是種比喻，剛果鄉下可不是觀光勝地，這裡根本沒有提供餐飲的地方。此地的建築物都是以土為牆茅草為頂的茅屋，我們通常都睡在自己帶的行軍床上。不過只要我們準備在村子裡待上一陣子，頭一件事就是先去請個廚子。我們用餐的地方是在一間茅屋前的空地，擺上一張小桌和幾把椅子，每天早晚我們就坐在那裡吃廚子為我們準備的食物。

作為我們的食安督察，喬爾觀察每天晚餐的製作。起先他只告訴我們他覺得我們該知道的事。我們很快就發現早餐一定都是前一晚的剩菜。幾天之後，喬爾問我：「阿里，你在附近有沒有看到冰箱？」

沒有，他不提，我還沒想到這件事，沒有。一點點腸胃不舒服有什麼大不了，尤其你還備有抗生素。只要不去多想，就能安之若素。

關於飲食，我是無肉不歡，但身為穆斯林，我會遵守某些飲食戒律，其中之一就是我只吃清真肉類，即符合伊斯蘭教規宰殺的動物。（就像猶太教規 kosher 食物的穆斯林版。）

當你像康拉德小說中的人物一樣在非洲大陸上漫遊，就不太可能挑剔飲食。剛果的鄉下根本沒有菜單長達數頁的餐廳，因此我日復一日只以當地蔬菜果腹，實在吃得很膩。儘管附近有很多河流，卻沒有什麼魚在販售。因此有個下午我終於決定，好吧，我自己去買活的牲口，自己按清真的戒律處理，我要自己動手宰殺。

第二天，我自掏腰包請一名村民為我送來一頭活羊，然後拿起尖刀，喃喃唸出「安拉胡阿克巴」（Allahu Akbar，真主至大）感謝真主，接著一刀割斷這頭羊的氣管和頸動脈，減少牠所受的折磨。喬爾檢視屠體，確定這頭羊健康。大功告成。隊上每一個人，包括我們雇來煮飯的村民都歡天喜地，因為有新鮮的肉吃！幾天後，我又買了一對珠雞如法炮製，大家都覺得伙食裡有肉換換口味真不錯。

又過了幾天，我注意到同事顯得比平常興奮，就連綁在一旁的羊似乎都很激動，這才發現有個村民剛帶來一隻活的乳豬，大夥兒正等著我下手宰殺。他們滿腦子都想著不久後就可吃到的醃肉、火腿和豬排，我卻不得不告訴他們，「聽著，你們只管過程，但卻錯失了重點。穆斯林不吃豬肉。沒有人，任何人都不可能把豬肉變成清真。」不過呢，我可是很有雅量的，還是出了錢把豬買下，讓其他隊員享用。

雖然我的工作是盡量讓人不要受感染，但我得承認就連我自己也會有點鬆懈。有時我晚上睡覺前懶得掛蚊帳。用殺蟲劑處理過的蚊帳是防範瘧疾最廉價且最有效的方式，尤其當你不像我們醫生能取得prophylactic 抗瘧藥物之時。

仔細想想，蚊帳除了隔絕蚊子之外，還能防止比蚊子大得多的昆蟲，而且其中有些是你完全不想讓牠們爬上床的生物。我記得有天早上被大家乒乒乓乓找發電機燃料的聲音驚醒，才張開眼睛就看到懸在頭部上方幾吋的蚊帳上，有一隻我手掌大小的毛茸茸大蜘蛛正巧爬過。雖然教人寒毛直豎，但狼蛛在蚊帳上面總比在蚊帳裡面好多了。從此以後我再也不敢不用蚊帳。

我們隊上的另一位成員是在此長住的美國哺乳動物專家黛爾菲，她有點像是美國版的珍古德。她原本常駐於首都金夏沙的野生倭黑猩猩救援中心，倭黑猩猩是黑猩猩的近親，不過性情溫和得多。如果把黑猩猩棲地想成是海軍陸戰隊的新兵訓練營，靠著拳頭和威脅劃分嚴格的階級規定，那麼倭黑猩猩的社會就像嬉皮公社，性是唯一讓大家冷靜的社會潤滑劑。黛爾菲是個很有趣的人，在非洲住了十四年，是動物保育家，也是和平工作團的義工。之前協助世衛組織處理猴痘問題時，曾經遭遇暴亂，在槍林彈雨之中卻沒有逃走，而且為了保護她所拯救的倭黑猩猩，還用血紅色的漆在她工作的建築物上噴了「SIDA」（SIDA就是愛滋的法文）。

黛爾菲所保護的動物通常是遭牠們的母親拋棄，或者遭打野味的盜獵者打傷。她是可愛的女人，對動物愛護有加，但就像珍古德一樣，比較認同動物，而非讓她的動物生活日益艱困的人類。有時我請她幫我確定某些本地生物的屬和種，她也認得出這些動物，可是卻很難讓她維持注意力，因此我得不到答案。她並不是不想幫忙，只是不像我們這樣體認到這個使命的急迫性。她習慣和倭黑猩猩生活，而倭黑猩猩是出了名的懶散。

•
•
•

迫在眉睫的問題是第一次剛果戰爭，如我在第一章開頭所說的，我們得知情況緊急，是有個孩子騎著機車趕來，告訴我們叛軍離我們已經不到一天的路程之時。這支對抗蒙博托總統的叛軍打的是加丹加省盧巴族洛朗．卡比拉的旗號。

幾世紀來，東薩伊各種族一直衝突不斷，尤其是薩伊本地務農為生的部族，和由盧安達移入的半遊牧圖西族一向不睦。由於盧安達滅種屠殺造成東薩伊的動盪不安，引爆了內外在的諸多因素，要推翻金夏沙貪腐無能的政府。

接著在一九九〇年代，一波民主化運動橫掃非洲，讓薩伊的蒙博托總統承受改革的壓力，他雖然正式終結了自一九六七年來一手主導的一黨專政，卻依舊不願進行更多的改革，喪失了國內外的盟友。其實薩伊這個國家根本已經不再存在，大部分的人民都得仰賴非正式經濟維持生計。更糟的是，薩伊的國家部隊Forces Armées Zaïroises（FAZ）為求生存，強取豪奪，魚肉人民。

在胡圖族屠殺圖西族時，僥倖逃離的人民大約有一百五十萬定居在東薩伊。這些難民除了圖西人之外，也包括為怕遭到圖西族報復，而逃離盧安達愛國陣線的人，後者包括大屠殺的凶手，有前盧安達軍隊的軍人、盧安達武裝部隊，以及獨立的胡圖極端分子集團胡圖族聯攻派。他們就是包圍我們的人。

在我們致電美國大使館，他們教我們撤退之後，我們派村民去把隊員找回來，然後把所有樣本都收進一箱液態氮裡，展開七十五哩的旅途，穿過叢林，回到洛賈的臨時機場，途中還不時要把我們的車子開上浮筒渡河。法國紀錄片工作人員的飛機在傾盆大雨中來接我們，飛機才剛滑行到位，想要逃離卡比拉叛軍的驚恐村民就把飛機團團圍住，直到警衛對空鳴槍才嚇阻了他們。

我們原本就已經心驚膽戰，天氣又惡劣不堪，飛機由臨時機場起飛升空，機身搖擺不定。我注意到我的鄰座十分緊張，對面那人則一直在唸禱告詞。除了擔心飛機會摔得粉身碎骨之外，我們還為沒綁好的物品捏把冷汗。它們在飛機上滑來滾去，我們不時擔心它們會撞上人或補給品，使人受傷，或者衝出門外。

我轉頭向鄰座說：「如果你過了美好的一生，這輩子沒有遺憾，那麼死就不足為懼。」我並不覺得自己勇敢，也並非魯莽冒險，但如果你要在這樣的情況下出來救人，那麼太在意自己的安危就無法成事。如果你自己都恐懼得不敢行動，又怎麼能教別人不害怕？不畏死亡總能讓我看清該怎麼做，因為在著手解決問題之前，我不必面對自己的焦慮。

千鈞一髮之際，我們終於成功逃出，但幾天後叛軍把村子夷為平地，有些曾和我們一起工作的村民慘遭殺戮。不論地域的遠近，那些辛勤的好人在權力爭奪中，以及僅僅因為族裔而喪生，實在教人痛心。

雖然工作被打斷，但我們依舊發現，沒有證據證明這個傳染病能只靠人傳人就足夠。感染的長鏈著實教人不安，但就此病的本質來看，倒是在意料之中。是的，疫情是因停止接種天花疫苗開始的，但我們已證明猴痘的再生數依舊小於一，這表示它不會成為下一個全球流行的傳染病。儘管這是個嚴重的問題，但並不致於發展到不可救藥的地步。

天花這種病的一個好處是，它已經沒有動物感染源，只要在人類中消除這種疾病就好了。何況天花有非常有效的疫苗，配合「環狀接種」，亦即和受感染者直接接觸的所有人全都注射疫苗，如果嫌不夠，還可以再做第二次的環狀接種，即可能接觸到第一環者的所有對象也全都注射疫苗。

猴痘則不同，它不但可以退回叢林若干年後，再度於人類身上出現，而且也很容易藉嚙齒動物傳播，何況近年來，你可以在最該死的地方找到最該死的嚙齒動物。

•••

奇特的是，雖然我離開剛果，但猴痘並沒有離我而去。七年後，二〇〇三年五月，一名三歲男孩到威斯康辛一家診所求診，他因不明原因發燒到攝氏三十九度四，眼睛腫大，皮膚起了紅色的皰疹。醫生用電子顯微鏡觀察這名兒童膿皰的檢體，結果看到磚狀的病毒，這是痘病毒的標記。醫師通知當地的衛生單位，後者又通知了CDC。這是猴痘首度在美國現蹤，教衛生官員大惑不解，為什麼先前在非洲中部地區以外從不曾出現過的疾病，竟然會出現在美國中西部？

原來就在前一個月，一名德州進口商人接獲由迦納首都阿克拉寄來的七百六十二隻非洲嚙齒動物，其中包括甘比亞巨鼠、繩松鼠、樹松鼠、掃尾豪豬、睡鼠和紋鼠。這名商人接著把這些動物分送六州的經銷商，以及日本。

伊利諾州一名經銷商接獲甘比亞巨鼠和睡鼠，把牠們和兩百隻土撥鼠養在一起，後來又把土撥鼠送往威斯康辛、伊利諾、印地安那、密蘇里、堪薩斯市、南卡羅萊納和密西根的寵物店，牠們生出了像天花一樣的疤痕，可是有很長一段時間，沒有任何人注意——想想如果這是蓄意對美國的天花攻擊，那還得了。唯一的好消息（對我們而言而非對土撥鼠）是，我們因此找到了猴痘感染的完美動物模式。

原來那名威斯康辛男孩被當地寵物店買回來的土撥鼠咬了。

CDC一插手，就派出多個團隊分別前往各州，大部分都在中西部，他們努力調查當地染病的嚙齒類動物，並且追蹤相關的人類病例。我也主動請纓，帶領赴印地安那州調查的團隊，主要是因為我只在非洲兒童身上見過猴痘疤痕，如果能在成年白種人身上看到猴痘，將是首開先河。這並非只是出於無聊的好奇心，對像我這樣的臨床學者，這將會是實用的診斷資訊。

我選了一位一流的副手約翰・伊斯坎達（John Iskandar），在我初出茅廬，處理郵輪冰塊汙染那次，他曾協助我。等我一到印地安那，就做了一件一定會遭CDC總部責備的事。我對約翰說：「現在一切由你來負責。」接著就跳上租來的車，在印地安那四處拜訪每一位可能染患猴痘的病家和醫院（儘管現在我已經很資深，不用做這樣的事了）。你可以說我不負責任，但我想要像從前的流行病專家那樣，做個疾病偵探，踏破鐵鞋尋覓事實，過濾線索。能夠拜訪沒有死亡的病人也是好事。在這一行，我往往是死神的先驅。

這回，我對美國「口袋寵物」（作為寵物的小型哺乳類）的世界有了深入的了解。我拜訪了一個有近上百隻寵物的家庭，由哺乳類到蛇都有；我特別鑽研土撥鼠的相關事情，還有寵物交換會，通常這就是你買賣交易異國寵物的地方，在這裡甚至還可以為你上次買的寵物剪毛。許多在外遛土撥鼠的人（就像遛吉娃娃一樣）都是住在拖車上的農民家庭。住在美國東西兩岸的精英可能不知道，原來真的可以拖一架巨大的吸塵器到大草原上，把吸頭對準土撥鼠的洞，由地底下吸出一隻動物來。

在此同時，我的副手則忙著處理更重要的流行病監測，而且他的表現可圈可點。這個任務包括持續監控疾病，以及在日托中心、學校和兩家當地醫院做調查。

和甘比亞巨鼠和睡鼠關在一起的兩百隻土撥鼠中，有九十四隻檢測出猴痘病毒，包括在威斯康辛（四十四例）、印地安那（二十四例）、伊利諾（十九例）、俄亥俄（四例）、堪薩斯（一例）、密蘇里（一例）和新澤西（一例）。

在二〇〇三年五月十五日至六月二十日之間，總共有七十一名年齡由一歲到五十一歲的人感染了猴痘。病人的症狀都是發燒、頭痛、肌肉痛、發冷和乾咳，接著在一至十天之後，全身起丘疹，首先發生在軀幹上，接著是四肢和頭部。丘疹經過囊皰、化膿、中央呈臍窩狀凹陷，結痂。每一位病人都曾和新得來的土撥鼠做過直接或親密的接觸。

ＣＤＣ發布了接種天花疫苗，使用抗病毒藥物Cidofovir和施打牛痘免疫球蛋白的指南。五州二十六名居民接種了天花疫苗，幸好沒有發生任何不利的結果。

猴痘疾病死亡率通常是在百分之一至十之間，雖然有個六歲兒童因為病毒感染而發生嚴重的腦炎，但幸而在這波美國疫情當中並沒有人死亡，很可能是因為這是比較溫和的西非病毒，而不像我在薩伊所見的病例。不過這提醒我們：我們對天花的攻擊愈來愈不能免疫。合成生物學日新月異，刻意使用天花作為武器並不是天馬行空的想像，美洲史上最大的災禍，就是歐洲殖民者把天花患者用過的毯子給了美洲原住民。

我們擔心的是，中西部的人聽說猴痘的消息，會把他們的土撥鼠放生到野外去。我們知道這些動物很容易受感染，但不知道感染率有多高——有多少比例的土撥鼠帶有猴痘病毒？帶原者的疾病多快會在野生動物之間傳播蔓延，直到牠們自己也發病死亡？如果人們在自己的寵物土撥鼠發病之後才把牠們放生，究竟會讓牠們在田野中更危險或是更不危險？為求保險起見，ＣＤＣ禁止所有非洲嚙齒動物的進口，聯邦食品藥物管理局也下令禁止跨州運送土撥鼠和所有的非洲嚙齒動物。其背後的真相是，在空中旅行的時代，任何地方的疾病很快就會成為所有地方的疾病。

5.更高明的殺戮——
華盛頓國會山莊炭疽病攻擊

這次攻擊所用的武器是一種致命的疾病，我們得沉著地鑑定出誰接觸了病原體，誰還有接觸的可能，以及誰已經在承受這些後果。我們也得安排安全保護措施，因為到處都可能有炭疽病孢子。

一九九三年世界貿易中心爆炸案發生之後，我們就開始研究生物戰爭的問題。爆炸案顯示恐怖分子可能攻擊美國本土，而一名俄國的投誠者也告訴我們，他的祖國存有大量的炭疽病、天花、伊波拉病毒，以及其他病原體，而且即使在蘇聯解體之後，依舊繼續生產這些病原體。

——美國前總統比爾·柯林頓《我的人生》（*My Life*）

二〇〇一年十月十五日，我剛開完會回國，卻在芝加哥歐海爾國際機場遭聯邦調查局扣留。特勤探員唐·杜菲（Don Duffy）瞥了一眼我棕色的皮膚和蓋滿沙烏地阿拉伯、葉門、埃及、巴基斯坦出入境章的護照，一定心想，哦。

我被四名全副武裝的警察請進一旁的小房間，這裡有點像拘留室。他們一直教我雙手不要伸進口袋。芝加哥最傑出的湯瑪斯警官要我待在原地不許動，我也老實地遵命，長達數小時。

杜菲探員一再問我同樣的問題：「你的生日是什麼時候？年紀多大？你去過哪些國家？此行的目的是什麼？你在哪裡工作？」

我記得他和幾位同僚一邊振筆疾書，一邊考慮該拿我怎麼辦。我看不見筆記的內容。

原來九一一攻擊之後的幾週，我的名字被列入禁飛名單。警方和聯邦調查局根本不管我拿的是美國公務（而非私人）護照，也不在乎我附有照片的身分證明，顯示我是CDC的聯邦員工，或是另一份文件證明我是美國公共衛生服務軍官團的高階軍官（同樣也附照片）。他們對我的各種旅行文件無動於衷，只在意我的棕色皮膚和穆斯林姓名。

我坐在無窗小房間的椅子上，來自各機構的大小官員來來去去，有的只看我一眼，有的則上演黑臉白臉雙面拷問的好戲。在此同時，飛往亞特蘭大的班機廣播了，登機了，飛走了，這過程讓我有機會近距離觀察在九一一後的世界裡，美國如何加緊安檢的運作。

最後他們放我走，不過是在他們致電亞特蘭大CDC，和夜班接線生哈瑞斯小姐說上話之後。他們問她認不認識一位阿里．可汗醫師，幸好她認得。她是位可愛的小姐，我進出辦公室時總會和她聊上幾句。但我不免疑惑，萬一他們撥了我提供的CDC電話號碼，接電話的是從沒聽過我的臨時總機，會有什麼後果？我會不會被送到專門拘留恐怖行動嫌犯的關塔那摩灣海軍基地（位於古巴的美國海軍基地）？再說他們對於和他們通話的這個女人又知道多少？這個區域號碼四〇四的電話說不定是蓋達組織在阿富汗托拉博拉洞穴的直撥電話，由一個老奸巨滑的女間諜接聽。總之查問接線生絕非什麼高明的辦案手法，而他們拘留我，就像黑人開車（DWB, driving while black）無緣無故也會被警察攔下一樣，只是我的罪名是FWM：穆斯林搭機（flying while Muslim）。此後十五年（而且還在繼續），我已經習慣在移民關面對「紅色穆斯林」檔案夾，以及被請進一旁的小房間，等著關員宣判我的命運。

當天我搭上後來的飛機，回到家裡，筋疲力竭爬上床時，已近凌晨兩點。可是我還沒睡著，電話就響了，是一位同事，CDC的流行病學家崔西．崔德威（Tracee Treadwell）。「阿里，你得來華府一趟，國會山莊發生了炭疽病攻擊，我們需要你的幫忙。」不過一瞬間，時間甚至短過進電話亭披上披風，我就由恐怖分子嫌疑犯搖身一變成自由鬥士，應召上前線拯救受到生物攻擊的國家。

• • •

CDC的灣流小飛機由停機坪起飛前往華盛頓時，太陽還沒冒出地平線。行動這麼緊急，是因為前一天參議院多數黨領袖湯姆．達施勒（Tom Daschle）辦公室出現了一個長十六公分，寬九公分，預付三十六分郵資的信封，蓋著新澤西州州府特倫頓的郵戳，並且以塑料膠帶密封。上面的寄信地址是：

格林岱爾學校四年級
富蘭克林公園市新澤西 08852

為參議員工作的實習生一打開信封，像痱子粉一般細緻的粉末就灑了出來，有些落在她的大腿和鞋子上，更多的粉末則落在她鄰座實習生的褲管上。她拿出信來一看，只見「炭疽病」和「現在死」幾個字，就嚇得把信丟在地上，由房間狂奔出去，想必是驚慌失措。

我猜她並沒有看完整封信，上面寫著：

二〇〇一年九月十一日
你們不能阻止我們
我們有這個炭疽病
現在死
怕了嗎？
現在去死吧美國
去死吧以色列

幾分鐘之內，應變人員衝進了宏偉的哈特參議院辦公大樓：六名國會警察，六名聯邦調查局探員，一位國會糾儀長[1]，六名炸彈小組成員等，總計人數達三十八名之多。國會警察手持的儀器發出紅光，初步證明這個粉末就是炭疽病菌，但他們卻疏忽，忘了帶泰維克連身防塵衣。他們根本應該把防塵衣穿在身上，或至少該有一些呼吸道的保護，再加上手套，以及使用後可丟棄的長袍。

這個錯誤再加上另一個疏失，讓情況益發嚴重：他們雖下令要大家撤出建築物，封鎖整棟大樓，卻讓大樓的空調系統繼續運轉了四十五分鐘，等生物醫學博士且受過生物恐怖主義嚴格訓練的聯邦調查局探員史考特．史丹利（Scott Stanley）趕到，才趕緊要國會糾儀長把它關掉。因為這個延誤，使得身穿化學防護衣的技師必須在百萬立方呎的建築中，由地毯、椅子和通風管，甚至樓梯井蒐集樣本。

史丹利把那封信放進硬殼塑膠盒，接著聯邦調查局的醫師和技師開始對去過五、六樓的員工採取鼻腔檢體。他們也和國會的主治醫師合作，立即為受到感染的員工和應變人員施打 ciprofloxacin。這是第二代合成廣效抗生素，自一九八七年以來就是標準藥物，只要打進足夠的 ciprofloxacin，你就死不了。不過「足夠」的意思是要連打六十天，而副作用可能包括阿奇里斯腱斷裂。因此在繼續往下進行之前，得先訂定範圍，確定誰在國會大樓接觸到病菌。

寄給達施勒的這封信成了十五日晚上三大電視網晚間的頭條新聞，不過早在這之前，生物恐怖主義就已登上新聞。三週前，同樣在特倫頓加工處理過，含有炭疽菌孢子的類似信封送達《紐約郵報》和當時為ＮＢＣ新聞主播的名記者湯姆．布洛考（Tom Brokaw）辦公室。布洛考的一名助理在九月二十五日打開了送到ＮＢＣ來的這個信封。同樣也有一段影印的訊息：

二〇〇一年九月十一日
這是下一步
吃盤納西林
現在去死吧美國
去死吧以色列
阿拉是偉大的

1 sergeant at arms，SAA，參議院維持議場秩序與安全的執法首長。

不久，布洛考的助理就說她胸口發紅、變黑，還發微燒。CDC首席病理學家沙里夫・薩基（Sherif Zaki，光聽這個名字，你就不禁疑惑他在機場會被留置多久）檢視了從她傷口取下的組織檢體，確定是皮膚型炭疽病（炭疽病依病徵分為皮膚型、吸入型和腸胃型三種）。

九月二十九日，ABC有一位新聞製作人的保母把他七個月大的兒子帶到電視台，此時寶寶左臂後方也出現一塊通紅的傷口。

十月一日，布洛考在NBC的助理開始服用ciprofloxacin，CBS主播丹・拉瑟（Dan Rather）的一名助理在這一天也發現自己的臉上有個疤，她以為是蟲咬，其實是炭疽病。

・・・

早在這些眾所矚目的病例出現之前，佛羅里達州博卡拉頓的八卦報出版商美國媒體（American Media）公司就有兩名員工診斷出炭疽病。佛州過去一百年來，炭疽病例不到二十例，而且大多數病人都是和職業相關，比如動物皮革工廠的工人。雖然這些不尋常的疫情都發生在二〇〇一年九一一攻擊紐約華府之後一個月之內，卻並沒有立刻引起大家疑心是恐怖分子的行動。針對第一個病人羅勃特・史蒂芬斯（Robert Stevens）的調查，研究人員把重心放在他的生活上，這位六十三歲的攝影主編最近才到北卡羅萊納去健行，曾在一個瀑布洞穴裡掬水飲用。

史蒂芬斯的醫師由他的大腦內襯細胞發現炭疽菌獨特的形狀和顏色，發了警報。最致命的吸入型炭疽病會感染腦部內襯，造成解剖時可見的「紅帽」（cardinal's cap）特色，才剛受過CDC「實驗室應變網路」訓練的當地實驗室技師證實了炭疽病的診斷。這雖是最後的確診，但檢體還是得送CDC再次確認，聯邦調查局也參與其中，但並沒有懷疑是恐怖主義。有時候CDC實在太保守而不食人間煙火。在醫界，大家常說：「聽到蹄聲該聯想到馬，而非斑馬。」其實我們該想的是斑馬。

不過幾天後，那種悠閒從容的態度就不見了，法醫鑑識人員在史蒂芬斯的電腦健盤和他辦公室的其他地方發現炭疽菌的孢子，他們揣測史蒂芬斯很可能是接獲受到病菌汙染的信，卻沒注意到信中噴出的粉末會讓他幾天後死亡。他們一直沒找到那封信，但聯邦調查局郵政服務調查小組「Amerithrax」卻因此誕生。最初診療的遲鈍也預示了當局後來的反應老是落後一步，一直趕不上不斷發展的情況和新資訊的步調。

CDC流行病專家開始清查資料庫，尋覓美國其他地方的可疑感染病例。於是在九一一事件的驚恐之後幾週，舉國上下又再度驚惶失措。

十月四日，就在環境採樣查出炭疽菌，州實驗室確定史蒂芬斯感染炭疽病之前幾天，聯邦衛生與福利部部長湯米．湯普森（Tommy Thompson）召開記者會，表示雖然的確有零星的炭疽病例，但史蒂芬斯的病例可能是因為「公衛和醫學界對監控疾病高度警戒的結果」。他三度強調，「系統有效」，六度表示：「這其實是獨立案件。」在記者的追問之下，湯普森特別排除了恐怖行動的可能，還提到史蒂芬斯在北卡羅萊納洞穴裡大口吞飲溪水的事。

史蒂芬斯次日死亡，另一位美國媒體的員工，七十三歲的收發員恩斯托．布蘭可（Ernesto Blanco）也在同一週死亡。

十月十二日，參院資深員工和參院糾儀長艾爾．藍哈特（Al Lenhardt）會面討論安全事宜，參院司法委員會主席派屈克．萊希（Patrick Leahy）宣布他不再接收美國國內信函。他和其他人都不知道，就在此時，同樣由特倫頓寄出給他的炭疽病信件已經在十月九日寄達，一直放在他的辦公室裡，只是沒人拆閱罷了。

•••

對於處理生物恐怖主義，ＣＤＣ幾乎沒有任何經驗。我在十月十六日上午九點半抵達華盛頓，當時的職務是寄生蟲疾病科學主任，不過我之所以趕到現場，並不是因為我熟悉寄生蟲的知識，而是因為我在兩年前與其他人共同創辦了ＣＤＣ的美國生物恐攻防範和應變計畫，熟悉這方面的人脈，而且我也有處理疫情的經驗。

在此之前，如果你想要買如腺鼠疫之類的病原體，不論是櫃檯交易或是函購，賣方唯一會問你的問題只是：「威士卡還是萬事達卡？」一九八五年，一名微生物學家賴瑞．韋恩．哈里斯（Larry Wayne Harris）——後來發現他也是白人至上主義者，就用郵購買到了病原體。這彰顯了比恐怖分子玩弄生物武器（最可能受害的或許是他們自己）更可怕的威脅，那就是生物學者投身恐怖行動。

不過話說回來，倒也不需要是天才，或是像《絕命毒師》（Breaking Bad）裡的化學老師華特．懷特那樣的高手，才能用蓖麻籽萃取物製造出致命的蓖麻毒蛋白，造成嚴重破壞。其實，只需要蓖麻籽和丙酮就夠了。就有些心懷不滿的貨車司機自行提煉這種毒藥，寄給惹到他們的法官。

不過，若要說大規模地謀殺和傷害，炭疽桿菌絕對是首選武器。炭疽菌通常和牛群、獸皮或土壤息息相關，可以形成休眠的內孢子，面對最嚴酷的條件依舊能夠存活。世界各大洲都可見炭疽病孢子，包括南極大陸，這些孢子若被動物吸入，吞入體內，或者接觸了宿主身上的皮膚傷口，即使孢子已休眠數世紀，依舊能復甦，而且迅速繁衍，它們的大小也正好適合深入滲透你的肺臟。

炭疽菌雖然不會直接由受感染的動物或人直接傳給其他動物或人，但它的孢子卻很容易沾附在衣服或鞋子上移動，或者隨風吹四處飄揚。死亡時軀體上有活化炭疽菌的動物就有極高的傳染性，而且孢子也會留在埋葬地點達數十年之久。就曾有過受感染動物的埋屍之處遭到侵擾，使炭疽菌在七十多年之後又死灰復燃的例子。

這種強韌的特性使得炭疽菌成為適合做武器的天然毒劑。二次大戰時，德國人就用有機磷神經毒劑實驗，包括塔崩、沙林和梭曼，盟軍不得不迎頭趕上。可是炭疽菌是活的，因此問題是，這個病原體是否強健到可以用爆炸性的工具，如炸彈或大砲的砲彈來傳送？為了找出答案，英國陸軍的皇家工兵於一九四二年，在蘇格蘭偏遠西北海岸的格魯伊納島進行了慘無人道的實驗。他們把八十頭羊排成一個圓圈，中間放了含有稱作「vollum 14578」炭疽菌株的炮彈。果然不出所料，炭疽菌依舊致命，炮彈爆炸，羊群死光，這個島此後也封鎖了四十年。

在這四十年間，「黑暗收穫行動」興起，包括科學家在內的運動人士要求政府淨化該島。這個團體到格魯伊納島上（應該是穿了化學防護衣）取了三百磅受汙染的土壤，並威脅說要把這些樣本「放在適當地點，確保政府會立即採取行動，也讓社會大眾同樣迅速地學到一課」。有一包密封的包裹被留在威爾特郡軍方的波頓唐科學研究園區外，另一個則留在布萊克浦，這裡是當年保守黨舉行年會的地點。於是在近五十年後，政府展開清理行動，到一九九〇年，近一世紀後，才宣布這座島終於安全。這裡再次學到的教訓就是科學家心懷不滿時，可能會十分危險。不過把這個教訓套用在華府的炭疽菌信件攻擊上，可是大錯特錯。

・・・

二次大戰時，馬里蘭州弗雷德里克城外的美國陸軍航空兵第二轟炸大隊所在地戴崔克基地設立了自己的生化武器設施，同年飛官被派赴英國之後，戴崔克基地即改名戴崔克堡，成為美國陸軍生物戰爭實驗室所在地。

美國科學家研究了包括炭疽菌在內的各種毒劑，直到一九六九年尼克森總統宣布國家將單方面結束生化武器計畫。在此同時，美國陸軍設立了「美國陸軍傳染病醫學研究所」，在此進行防禦性的研究，如開發疫苗和其他反制措施，以保護美軍，防止生物攻擊。

同樣也是在尼克森時代，蘇聯同意暫停生物武器研究，不過他們在一九七二年簽訂的條約並未提供查證的方法。七年後，在斯維爾德洛夫斯克（原名葉卡捷琳堡，現也恢復此名）有約上百人和牲口因為接觸到外洩的炭疽菌而死亡。蘇聯官方指出這些人的死亡和屠夫的皮膚感染是因吃了受汙染的肉類所致。可是如果是食物中毒，雖可能造成和炭疽病症狀相似的胃腸和皮膚病徵，卻絕對不會引發導致城市居民死亡的吸入型症狀，而當時的醫療紀錄都遭沒收或摧毀。

一九七九年，斯維爾德洛夫斯克設有生物武器研究設備的事實益發明顯。這是在二次大戰剛結束時所建，希望繼續進行日本人戰時的研究，探究炭疽菌到達到什麼樣的濃度，才不會受抗生素影響。當年三月，炭疽菌乾燥機的廢氣濾網阻塞，一名技師移除了濾網，並留下字條說明他為什麼暫時關閉該設備，但他的主管卻沒有把這件事記在工作日誌上。下一班主管來上班時啟動機器，等發現出了差錯，在停止機器並裝上濾網之前，已有十公斤的炭疽菌飄浮在鄰近三十萬人口的城市上空，幸好並沒有直接落進城市。這個事件被稱為「生物武器的車諾比事故」。此案雖然呈報了軍方，但當地黨高層，包括後來擔任總統的葉爾辛在內，卻合謀遮掩這件意外，明目張膽地違反《禁止生物武器公約》。幾天之內，馬路對面陶器工廠的工人紛紛死亡。

整起事件駭人的真相一直到一九九二年，哈佛分子生物學家馬修·米索森（Matthew Meselson）率隊赴當地調查，才公諸於世。他們發現最恐怖的是，要是事故當時風向正好相反，死亡的人數會是成千上萬。

米索森展開調查之時，正逢蘇聯解體，有一位卡納山·「卡納」·阿里貝柯夫（Kanatzhan "Kanat" Alibekov）上校正是蘇聯生物武器秘密計畫「Biopreparat」的副主任，他決定轉換生涯，移民到美國，《紐約客》曾有報導。後來他以肯·阿里貝克（Ken

Alibek）之名發表了一本教人心驚膽戰的書《生物危害》（*Biohazard*），細述俄國佬躲在莫斯科東邊約九百哩的烏拉山研究室裡究竟在做什麼。斯維爾德洛夫斯克的居民似乎是受到毒性特別強的「炭疽菌株836」感染，這種菌原本是設計作為SS-18洲際彈道飛彈彈頭，準備瞄準美國城市。赫胥黎在一九三二年出版的《美麗新世界》（*Brave New World*）一書中，曾描寫「炭疽菌炸彈爆炸的聲音，比紙袋所發出『砰』的聲響大不了多少。」俄國人終於追上了赫胥黎反烏托邦的可怕想像，他們對待《禁止生物武器公約》的態度，就好像要簽連讀也懶得讀的貸款文件一樣。

一九九七年，柯林頓總統已接獲上述相關訊息的全部簡報，國防部長威廉・柯恩（William S. Cohen）宣布大部分的美國官兵都要接種炭疽病疫苗。迄今大家對所用的疫苗及它是否造成波灣戰爭症候群還有爭議。接種疫苗的決定促成了數十億美元的商機，包括製造和銷毀（到期時）預防炭疽病、鼠疫和肉毒桿菌及其他致命毒素的材料。

此時柯林頓總統讀到理查・普雷斯頓的驚悚小說《眼鏡蛇事件》（*The Cobra Event*），講述美國遭受生物攻擊的情況。書中歷歷如繪地描寫美國這隻禿鷹在碰上生物毒劑時，就會呆若木雞，毫無還手之力。

毛骨悚然的柯林頓向國會施壓，要求撥款成立全美公衛生物防禦計畫，包括撥給CDC成立美國生物恐攻防範和應變計畫的一億五千六百萬美元經費，首位主任是史考特・李利布奇（Scott Lillibridge），由我擔任他的副手。

在這個新計畫中，我們的當務之急是要確定我們要對抗的對象，也就是如果有人要以活物攻擊美國，究竟會是什麼？我們召集了各大學的學者，情報圈和政府要員，列出了三級危險毒劑。當然，每一位科學家都想把他專精的毒物列在最有可能產生衝擊的A類毒物名單：對這類毒物，我們必須要有專門的解藥和對抗它的完善公衛系統。

儘管受到遊說團體的壓力，我們還是挑出了炭疽病、天花、肉毒桿菌、鼠疫、兔熱病，以及伊波拉病毒所造成的病毒性出血熱，以及拉薩病毒。（我得承認，最後這兩種之所以被列入，是因為我在CDC特殊病原體部門之故，其實病毒性出血熱未必要列在A類名單中。）

B類名單包括曾經用作生物恐攻的毒劑，比如立克次體和Q熱，另外也包括很容易汙染食物和飲水，由許多天然疫情即可看出其威力的沙門氏菌等細菌。

對美國的第一次生物攻擊發生在一九八四年，羅傑尼希教派在地方選舉期間，於奧勒岡州達爾斯市各餐廳的沙拉吧投放沙門氏菌，想看看是否能使夠多的人因生病而待在家裡，不去投票。結果有七百多人生病，不過不知道其中有多少是選民。此外也有多到難以勝數的例子，比如對老板不滿的員工在休息室的甜甜圈裡投菌。（聰明人一點就通，毋須贅言。）

C類名單則是新出現的病原體：有可能會大肆傳播，需要我們留意的病菌，其中有些是極其可怕的人畜共通傳染病。不過這些病原體比較不致被拿來作為恐攻武器，因為人們對它們所知不多，只是它們未來還是有可能遭受利用，因此值得注意。

在華府炭疽病爆發期間，我例行的聯邦調查局聯絡人是史考特．戴克（Scott Decker）探員，我是在召集生物恐攻應變計畫時認識他。有像這樣的交情對我們的效率極有幫助，得以迅速交換資訊，並且協調拜訪病人的行程。

在CDC剛成立生物恐攻防禦計畫時，我們曾與國家安全委員會高層，和當時衛生與福利部助理部長佩姬．韓柏格及反生物恐怖主義負責人等開過會，談到恐怖分子之所以選擇生物作為攻擊媒介的原因，包括具有多種傳遞方式、受害者由一人到大規模傷亡可任選決定，以及讓受害人由死亡到殘障皆有可能。只要運用科學知識和簡單的物流供應，就能以低廉的成本生產這些毒物，而且防禦十分困難。它們也不會破壞基礎建設，因此可以在所用毒劑殺死居民後，走進空城，利用裡面一切的設施。生物毒劑也很容易隱藏，除非有人出面承認「是我幹的」，否則難以把某次的生物恐攻歸於某個特定國家或恐怖組織。

二〇〇一年六月，我們討論到這種威脅不對稱的本質，也想到生物恐攻與其他攻擊手段相比，可能造成不成比例的大量死亡數字。在新政府上任五個月後，九一一事件發生四個月之前，副總統錢尼啟動了「暗冬行動」，這是最高級別的生物恐攻演習，把每個人都嚇得心驚膽戰。

這場紙上談兵的演習模擬奧克拉荷馬市、喬治亞和賓州等地接連遭到地區性天花病毒攻擊時的情況。

演習的重點放在評估全國緊急應變措施之不足，結果發現疏漏之處甚多（迄今依舊如此）。換言之，演習的設計是模擬情況不斷惡化到最後失控，創造出種種事件，讓國家安全委員會難以偵知攻擊來源，接著還要設法抑制病原體。

演習中，由於美國無法跟上疾病的傳播速度，因此發生新的破壞事件，大規模居民死傷凸顯了美國緊急應變能力的不足，暴露出美國醫療基礎建設無法處理這種威脅的明顯弱點。各州州長也在演習中關閉各州邊界，這也預示了十五年後新澤西州長克里斯・克利斯提（Chris Christie）的作法：他自訂規則，強迫由西非伊波拉疫區三國返國的醫護人員隔離檢疫二十一天。

模擬演習最後顯示出，碰到華府遭到如炭疽病等疫病攻擊的事件，我們根本就手足無措。

・・・

我在十月十六日上午抵達華盛頓，當時國會大廈已經拉起犯罪現場的封鎖線，處處都是聯邦調查局探員。重大疫情爆發時總是一團騷亂，但在這裡，又加上犯罪調查的紛擾，以及地方和聯邦機構都想了解究竟發生什麼事的漫無頭緒，以及因為才剛發生九一一事件而導致的第三次世界大戰妄想症，因此更加混沌。

我們和國會糾儀長開了第一場會議，接著和華盛頓衛生局緊急健康及醫療服務主任雪莉・亞當斯（Sherry Adams）會談，不過亞當斯醫師向我們表明，她身為市府官員的管轄權並不包括國會大廈和其他聯邦建築，這讓我們對於即將面對的官僚體系有了初步的認識。我們也見了國會大廈的約翰・艾索德（John Eisold）醫師，他在照顧國會議員及其員工上，角色十分重要。我們還見了聯邦急難管理局和環保署官員。

CDC團隊的總隊長是病毒疾病處的瑞瑪・卡巴茲（Rima Khabbaz）醫師，她是傑出的高階經理人，具有批判思考的能力，要和政治操弄和媒體等棘手的對手周旋。我則擔任團隊的行動負責人，在舞台背後負責讓一切順利運作。

我們把這些信件視作攻擊，儘管一切都不確定，我們卻別無選擇，必須做出決定——攸關生死的決定。這是個壓力極大的職位，也因此，得盡可能保持頭腦的清明才行。但我已經兩整天沒睡了，就算可以睡，我也不確定自己能不能睡得著。我忙著思索這一切究竟是怎麼回事。

這次攻擊中所用的武器是一種致命的疾病，而在上述的種種破壞中，我們得沉著地鑑定出誰接觸了病原體，誰還有接觸的可能，以及誰已經在承受這些後果。我們也得要安排安全保護措施，因為到處都可能有炭疽病孢子。

炭疽病是特別致命的武器，在一般信件大小的信封裡裝一茶匙粉末，就含有數十億孢子，而只要五至五萬個孢子，就足以殺死一半的接觸者，有些人則只要接觸十幾個孢子就會死亡。造成死亡的並非炭疽桿菌本身，而是因為它在繁殖時會釋出毒素，使你血壓下降，身體腫脹。

你可能因吸入炭疽菌孢子，或者因孢子沾上皮膚，造成無痛的黑色病灶而感染。許多人都把皮膚上的病灶當成蜘蛛咬傷（炭疽病的英文anthrax其實就是來自於希臘文的黑如煤炭的「煤炭」anthraki這個字）。或者，也可能像目前非洲依舊存在的情況，因為食用受汙染的肉類而感染炭疽菌。奇怪的是，近來美國受感染的病人常是打鼓的鼓手，因為他們使用的鼓皮常是由非洲的動物皮所製，由於鼓皮遭到感染，他們打鼓時把孢子擇入空中，因而受害。在歐洲，則可能因為注射受汙染的海洛因而遭感染。

我們認定在這封「格林岱爾學校四年級」來信被拆開的二一六室附近有六十七名工

作者，五、六樓則總共有三百零一人。不論細菌孢子是吸入或是皮膚接觸，炭疽病的潛伏期都是一至七天，但也可能長達六十天，因此有可能遭感染的人得服用兩個月的預防性抗生素。

細菌孢子四處傳播時，究竟有多少人在建築物裡？我們一點頭緒也沒有。不過因為通風系統沒有關閉，因此實驗室測試發現在辦公室、走廊和樓梯間裡都有大量孢子，就算沒有破百萬，至少也有成千上萬。我們用塗抹棒採取了大樓裡每一層樓家具的樣本，火速送去測試，不過當務之急不是家具，而是人員。這表示我們想要採取每個人身上的檢體，大家大排長龍等著採檢鼻腔拭子。週一我們採檢了一百五十人的檢體，週二有一千三百五十人，週三兩千人，接著趕緊把這一波檢體交給國家衛生研究院、沃特・瑞德軍事醫學中心、軍方病理研究所、戴崔克堡，和CDC附近，位於喬治亞州諾克羅斯的分析服務實驗室，加起來總共有七千個人類檢體。

同時我們也成立流行病團隊、臨床團隊、監測團隊、環境衛生團隊、協調團隊，和應付記者會、撰寫新聞稿，以及與民眾互動的溝通團隊。我們的總部先暫時設在國會大廈，但隨著團隊規模擴大，只好把總部搬到一旁的美國植物園辦公室，該處正好因裝修而關閉，可供我們使用。

我們在現場和總部的架構都還很初步，因為我們的生物恐攻防範和應變計畫還在摸索，究竟緊急行動中心應該是什麼模樣？先前我們的應變措施都是臨時的，但現在的作法卻更像防災指揮系統，如火災時各消防和執法機構運作的方式。這是固定的組織架構，要支援財務、規劃、營運和後勤各方面的活動，救災經理先向CDC主管、再向特定的科學單位報告。

• • •

十月十六日凌晨一點，實驗室送回第一批檢測的結果：炭疽菌反應呈陽性。到後來，二一六室裡所有的東西幾乎都呈陽性反應。

我們立即讓兩百二十七人服用抗生素ciprofloxacin。與二一六室相連辦公室內有二十人（共三十名員工），其他鄰近辦公室的兩人，還有六名應變人員，鼻腔拭子檢測都呈陽性反應。不過因為炭疽菌孢子可以傳播得又遠又廣，因此我們必須在明顯可見的近距離辦公室之外，再進一步探究。

CDC立即與地方衛生機構合作，在急診室裡加強疾病監控的措施。因此我們四處詢問：「你有沒有不舒服？不明發燒？呼吸困難？」另一位同事史考特·哈波（Scott Harper）則負責尋覓現有和先前可能是炭疽病的腦炎或肺部感染的病例，其主要症狀可能看似不同的疾病，但只要知道病人在國會大廈工作，那就沒錯了。

後來我們請了國家職業安全及衛生研究所的人員協助環境衛生團隊，搜尋整棟建築，每天都把取自通風系統的多個樣本送去檢查。他們在國會山莊附近的二十六棟建築做採樣，發現七棟有細菌孢子，最後環保署花了兩千七百萬美元刷洗這些建築物。

完成這些初步行動之後，調查的下一階段不是「追蹤金錢流向」，而是「追蹤信件流向」。聯邦調查局和郵政局合作，根據郵戳時間追蹤達施勒收到的那封信，追蹤它在郵件收發室架上以及拆解郵件包機器上的路徑，按照每一階段，由信件九日在特倫頓，到十二日在華盛頓P街郵政局，到哈特參議院辦公大樓的收發室，最後到二一六室。

在此同時，貝塞斯達國家海軍醫療中心和國家衛生研究院也送來報告，說有愈來愈多的細菌培養都呈陽性反應，每一個都有大量且迅速的成長，顯示有許多孢子。但因為有些初期的測驗是用Tetracore犯罪現場鑑定試劑測試，作法迅速但怕不夠精確，因此我們把這些採樣送到CDC做確認。我們也請教了亞特蘭大總部的重量級炭疽病研究員，尤其是阿尼．考夫曼（Arnie Kaufman），該怎麼處理我們所收到的這種種資訊。諷刺的是，就在兩年前，CDC才差點停止炭疽病計畫，幸好在最後關頭獲得防範緊急生物恐攻的經費，才得以苟延殘喘。

我向國會員工做了簡報，也和馬里蘭和維吉尼亞的衛生官員會面討論。我們來來回回不停地用手機聯絡——順帶一提，國會大廈裡的手機收訊實在糟透了。

截至此時，我們已經由國會大廈採取了一千零八十一個環境樣本，也用高效微粒過濾網吸塵器清理了哈特大樓，另外，位於福特辦公大樓裡為眾議院分信的機器也檢出了陽性反應，因此也清理了福特大樓，並重換濾網。我們還清除了所有的郵件，但不久又發現處理參議院郵件的德克森參院大樓，和朗渥斯眾院大樓的三間辦公室環境採樣也呈陽性。

十月十七日，議長丹尼斯．哈斯特爾特（Dennis Hastert）宣布關閉眾院五天，哈特參院辦公大樓當時已經關閉，白宮郵件服務暫停，最高法院的九位大法官撤出了他們的辦公室，這是自這棟建築一九三五年啟用以來，首次出現這樣的情況。

十月十八日，白宮郵務單位的炭疽菌測驗呈陽性反應，也確定了另一例皮膚炭疽菌感染，這次是在《紐約郵報》編輯部助理的右手中指上。

十月十九日，華府一輛警車採取炭疽菌檢體，結果呈陽性。

總計起來，光是實驗室應變網路的所有實驗室就測試了逾十二萬五千個環境樣本，這意味著個別實驗室採樣數逾百萬。

十月二十五日，參院通過了美國愛國者法案。

此時，我們已經有十位ＥＩＳ官員一起合作，ＣＤＣ也有類似團隊和紐約的資訊網、報紙合作，並調查佛羅里達的兩個案例。我們查看了急診室的統計，尋找原因難解的死亡案例。我們檢視敗血症、呼吸道疾病、腸胃不適、不明感染、神經疾病，甚至連疹子也不放過，因為炭疽菌會造成黑色的皮疹。

我們墜入戰爭迷霧，再結合了犯罪現場調查，就像電視影集《24小時反恐任務》，時鐘老是在滴答作響。要是有人沾上大量的孢子，潛伏期恐怕會短到只有兩天。我們被互相矛盾的要求和不同的官僚搞得無所適從，不由得疑惑究竟是由誰負責，誰又只是打官腔而已，誰在阻礙我們，誰又在協助我們——但同時我們還得繼續行動。只要我們做錯一步，就有人會死亡。

布倫特塢

十月十九日，五十六歲的李洛伊．李奇蒙（Leroy Richmond）因為呼吸道不適，到維吉尼亞州福爾斯徹奇的伊諾瓦費爾法克醫院急診室求診。主治大夫懷疑他得了肺炎，打了抗生素就準備要他回家，但他堅決不依，還提到他在布倫特塢工作：這裡就是處理所有寄往國會山莊郵件的郵政中心。

維吉尼亞州的官員已經接獲關於整個事件的警告，我們也派了同僚哈波過去調查，他發現李奇蒙正在酣睡，呼吸的是一般室內空氣。病人這三天體重減輕了六、七磅，還不時抽筋，不過外表並沒有傷痕。

他的白血球數量增加，但胸部X光還算正常，幸好急診室醫師很幹練，為他做了電腦斷層掃瞄，顯示縱隔（(兩肺之間的空間）有擴大的現象，這症狀和炭疽菌有關。掃瞄還顯示他的肝臟略呈腫大，縱隔淋巴結腫大，斑塊狀肺浸潤，以及單側肺積水。淋巴結腫大顯示李洛伊可能有淋巴癌，他原本沒發燒，但當晚卻發起燒來，次日炭疽菌的血液培養也呈陽性，但他的鼻腔拭子卻沒有反應。急診室的醫師為他吊點滴打ciprofloxacin抗生素；後來又加了rifampin和clindamycin。前一天，另一名布倫特塢郵政中心的員工，五十五歲的小湯瑪斯．莫利斯（Thomas L. Morris Jr.）也赴凱薩醫院求診，擔心自己得了和炭疽菌有關的病，只是症狀較輕微。只是他沒有那麼幸運，他的醫師致電衛生局，對方說郵局員工並沒有罹患炭疽病的風險，因此醫師讓他回家，要他吃點Tylenol感冒藥緩解症狀，等情況惡化再回來。三天後，莫利斯因呼吸困難撥打九一一，並表明自己遭炭疽菌感染，數小時後他就死亡。

布倫特塢市長公布這個病例之後一天，另一名布倫特塢郵政中心員工小約瑟夫．柯辛（Joseph P. Curseen Jr.）也驅車赴馬里蘭州柯林頓市的南馬里蘭醫院中心。他前一天在做彌撒時昏倒，可是不肯接受急救，堅持要先領完聖餐。當晚他去上班，凌晨返家時抱怨上腹疼痛，想吐和腹瀉。他的X光結果正常，因此診斷為腸胃型流感，並因疑似腹瀉，因此為他補充了流質，之後他表示自己好了，因此院方讓他回家。診療過程中一直沒有人問他的工作地點。他在次日死亡。

• • •

我們以CSI犯罪現場調查的方式，全副武裝抵達布倫特塢，帶了棉棒、濕巾，和吸塵器過濾網。位於華盛頓特區東北方布倫特塢路九百號，面積四十萬平方呎的郵局雇用了一千七百人處理國會和聯邦機構的郵件。在此同時，新澤西州特倫頓也上演了同樣的戲碼，州衛生單位在前一天已經發現該州第一個病例，郵局關閉，員工全都開始服用預防性抗生素。

奇怪的是，儘管我們知道所有的信件，連同寄到佛羅里達的信，都經過美國郵政局處理，但我們先前並沒有看到郵局員工的病例。這讓我們誤以為只有開信的人才會有罹病的風險。

後來我們發現，在你為信件封緘時，封口上總有一部分空間沒有背膠，那是因為信封要經過分信機把它們壓平，以讀取郵政區號。布倫特塢郵局的分信機每小時處理三萬個信封，每個信封每平方吋都會承受數千磅的壓力。這麼重又這麼迅速地壓下來，就會把孢子由信封開口處的縫隙擠壓出來。

這些機器每天都會用高壓空氣清潔，光是這樣的保養程序就會把孢子衝到三十呎高。

最後我們把這個地方關閉了兩年多之久，總共算起來，炭疽菌汙染花了近三億兩千萬美元才清理完畢。

到十月二十三日，我們才發現布倫特塢郵局處理的郵件並不只送到政府機構，而是送往三百五十二個地方，包括一般郵局、企業收發室和許多大使館。我們畫出布倫特塢郵局與世界各地關聯的圖，顯示郵件如何在各個郵遞區號之間穿梭，進進出出，以及經由不同的送信單位往哪裡去。

我們派出人員全副防衛裝備出動，拿著棉棒赴市區內各處郵局採樣，他們趁著黑夜作業，以免嚇倒民眾。我們在週日採集了三千二百八十一件樣本，週一採了一千五百個樣本，週二是一千三百個樣本。另外，聯邦調查局也暗中採集了市區東北所有的郵箱，想找出嫌犯究竟是把郵件投遞在哪個信箱之內。

接下來又有另一個糟糕的發展：華府P街的郵政單位也發現了數個炭疽菌落。我們為在該處工作的五百名郵務人員採了檢體，問題是：是否該讓他們全部展開六十天的抗生素療程？

就在此時，我參加了由全國醫學會安排的視訊會議，這是個傑出的非裔美籍醫師團體。幸好就在會前一晚，我和某些主辦人員共進晚餐，其中一位是我當年在紐約州立大學下州醫學中心時的副院長。當晚和這些人談過，讓我明白我們在和非裔社群的溝通上做得多糟。這些非裔醫師把他們的觀點告訴我，尤其是他們對預防性抗生素的分配感到疑慮和關切。

華府有些意見領袖告訴CDC和市府衛生部門，說我們花了過多的時間和精力在保護和治療國會山莊議員和員工。對於在市內郵局工作的數千名員工，我們有沒有付出同樣的關注？由於華府許多郵局員工都是非裔，因此這個問題在種族方面有很明顯的弦外之音。

有的人甚至直說，在國會山莊的富有白人，連他們的狗，都服用了新藥ciprofloxacin，可是窮人就只能吃舊藥doxycycline（四環素類抗生素）。其實這兩種藥的效力不相上下。（服藥的狗是用來嗅聞毒品和爆裂物的警犬。）可是當疫情發生，人們憂慮會演變成致命流行病時，不信任就會滋長為大問題。

現在我們在中情局、國會大廈、司法部、最高法院，甚至白宮採取的環境檢體經測試都呈陽性，再加上數週前才發生的九一一事件，教我們不得不面對這不僅可能是全國性的攻擊，而且也將是未來的「新常態」。有些應變人員感到十分緊張焦慮，覺得有莫大的壓力。在戰爭時期——或者有些人認為世界末日已經來到，許多人都希望和摯愛的親人在一起，至少我們就有一位公衛同僚要求調回亞特蘭大，要和家人一起面對變局。

• • •

聯邦調查局將佛羅里達攝影主編史蒂芬斯的腦脊髓液採樣送到亞利桑納旗桿市植物遺傳學家保羅．凱姆（Paul S. Keim）的實驗室去分析，這位學者開發出一種ＤＮＡ指紋分析技術。一九九〇年代初期，凱姆曾在巴格達西南四十哩的艾爾卡凱市為中情局工作，聯合國檢查人員在當地發現數百個大紙袋，以為裡面有炭疽菌，後來確認紙袋裡的粉末是蘇雲金芽孢桿菌，或稱蘇力菌，是類似的菌種，用作防治害蟲，對人類不致致命，已用皂土（又稱膨潤土）乾燥劑處理過。

聯邦調查局也把電子顯微鏡下經過皂土處理的伊拉克炭疽菌孢子拍照送去給凱姆，伊拉克的檢體和最近這幾次攻擊中的樣本不符，相反地，凱姆認為寄去華府的炭疽菌是安姆斯株，是美國國內製造的病毒株，廣泛用在生物防禦研究上。先前美國陸軍傳染病醫學研究所的微生物學家約翰．艾索博士（John Ezzell）也認定由ＮＢＣ新聞主播布洛考辦公室採得的病毒也是安姆斯株，而且全世界只有十八個實驗室用安姆斯株，其中十五個在美國，另外在英國、瑞典和加拿大各有一個。

即使如此，兼差在電視上當名嘴的退役軍官、陸軍傳染病醫學研究所的前負責人們和新聞媒體依舊直指這次的疫情必然源自國外。

先前艾索向長官報告時，曾提到「武器化的炭疽菌」有多麼恐怖。以技術而言，這意味著孢子要加入化學添加物以防結塊，並且加速它們在空中散播。但目前發現的情況並非如此，就只是單純的安姆斯病毒株而已，簡單明瞭。

最初會有炭疽菌武器化的印象，是因為累積下來的資訊顯示這些孢子能夠非常有效地傳播到其他信封上，而且很「活潑」，意即在哈特大樓原先受汙染的辦公室測試的時候，它們能夠再度霧化。原本的信條是，天然的孢子因為有靜電電荷，應該會很「黏著」才對。這次的疫情再度證明了教條、先入為主的觀念和標準的腳本都該扔到窗外去。

可惜的是，艾索這話雖不正確，卻遭瘋傳，在五角大廈、衛生與福利部和白宮內不斷地重複。布希政府中亟欲與伊拉克一戰的鷹派人士時時刻刻把「武器化」一詞掛在嘴上。至於其他地方，「武器化」則由詞彙中刪除，政府再度向社會大眾保證，會把政府實驗室裡所有的炭疽菌查個一清二楚。

聯邦調查局開始由十八個採用安姆斯株的實驗室收取檢體，看看能否查出任何獨特之處。

ＡＢＣ新聞依舊在散布謠言說，炭疽菌裡出現皂土，正顯示這是海珊生物武器的計畫。白宮雖想平息這樣的說法，卻反而火上加油，讓它傳播得更快。此時陸軍傳染病醫學研究所傑出的病毒學家彼德・賈爾林（Peter Jahrling）卻又誤傳孢子遭矽處理過，這又是一種有時和伊拉克會扯在一起的化學添加物。不過研究再度排除了這個可能。

孢子檢體被送往新墨西哥州的桑迪亞國家實驗室，由工程師用特別的軟體和電子顯微鏡分析，辨識出有矽存在。但矽是僅次於氧，地殼上最常見的元素，何況在桑迪亞檢出的矽是在孢子外殼下方，意即它是天然合成，而非人工處理的結果。

聯邦調查局實驗室主任德懷特・亞當斯（Dwight Adams）證實這些孢子不含添加物，而炭疽菌對抗生素並無抗藥性，可是ＡＢＣ新聞和《華爾街日報》社論版依舊指這些是「武器級」的炭疽菌，而且孢子的靜電電荷已經去除，以加快在空中傳播。《華爾街日報》特別暗示這是海珊，以及為他做掩護或結盟的「賓拉登及蓋達組織」（其實這兩者並無關聯）。這種武器化的說法全都是為了要解釋達施勒信件中粉末細緻，非常蓬鬆而活潑。先前的教條則說孢子應該會因靜電電荷而依附在物體表面上。

至於聯邦調查局本身則在這條死路上走了很長的一段，甚至遠赴傳說中蓋達組織開發生物武器的地點：阿富汗的坎大哈，蒐集了四百多個樣本，但依然找不到蓋達組織或海珊參與攻擊相關的證據。

陸軍傳染病醫學研究所共有多達七十名員工支援Amerithrax，可是到二〇〇一年底，聯邦調查局卻要求這些政府武器科學家接受測謊。之後，聯邦調查局還發傳票給這十五個研究炭疽菌的美國實驗室，要求參與的每一位科學家都要交出他所用病毒株的檢體。

不過聯邦調查局認為他們已經找到罪魁禍首了——病毒學家史蒂芬・哈特菲爾（Steven Hatfill）博士。他於一九九七至九九年間曾在陸軍傳染病醫學研究所做馬爾堡病毒和猴痘的研究，也曾在國家衛生研究院工作。他拿的是辛巴威大學醫學學位，卻自稱取得微生物學博士，是英國醫學協會的會員——這兩者都非真實。這些疑點，再加上他喜歡說些莫測高深的話，還愛穿著長風衣，擺出情報員的姿態，當然引起聯邦調查局的疑心。儘管哈特菲爾做的一直都是病毒疾病的研究，從未研究過炭疽菌，也難以擺脫罪嫌，不管怎麼說，炭疽菌還是細菌。

一九九九年，哈特菲爾加入科學應用國際公司，這是專接軍方和中情局合約的公司。他在服務期間曾向當地的公共安全官員做簡報，敦促官方要及早準備，預防生物攻擊。他還寫了一本尚未發表的小說，內容是一名坐輪椅的男子用鼠疫細菌攻擊國會。

在炭疽菌信件攻擊後一個月，生物和有毒武器公約會議在日內瓦舉行，在紐約州帕切斯分校教環境科學和衛生的美國科學家聯盟生物武器工作小組主席芭芭拉・哈奇・羅森伯格（Barbara Hatch Rosenberg）在會中說，這次事件中所用的炭疽菌幾乎可以確定是來自美國的實驗室。她認為郵寄炭疽菌這個案子是內奸所為，是由「有適當的技術，對炭疽菌有經驗，有最新的炭疽菌疫苗，受過法醫訓練，並能進出陸軍傳染病醫學研究所，取用其生物武器（哈特菲爾呼之欲出），執行非法的美國生武秘密計畫。」她的說法固然大錯特錯，可是「內奸」之說卻深植人心。

在電視鏡頭下，聯邦調查局搜索了哈特菲爾的公寓，卻找不到什麼可疑之處，但他們在他的車內卻搜到一張手繪地圖，畫的是戴崔克堡西北幾哩一片有著泉水池塘的林地。於是探員帶了獵犬到占地七千英畝的弗雷德里克市森林公園展開大規模搜查，可是只發現一個透明塑膠盒，上面有個大口徑的開口，於是有人認為哈特菲爾可能涉水進入池塘裡，把盒子半泡進水中，當成密封的氣室，把炭疽菌放進信封裡。這種說法實在有點匪夷所思。

可是當晚，ABC世界新聞卻報導說，這個調查是重大進展。其實最先公開指出哈特菲爾是嫌犯的就是ABC世界新聞，原本哈特菲爾以十五萬年薪在路易斯安納州立大學教公共安全人員如何反恐，新聞揭露之後，大學立刻取消他的合約，其他指控還不斷地堆砌。

《紐約時報》專欄作家紀思道（Nicholas Kristof）為這次調查寫了五篇報導，指嫌犯有生物戰爭毒劑的應用知識，所以擁有最新的炭疽菌疫苗以及製造炭疽菌的能力——兩者都錯了。在ABC新聞揭開哈特菲爾的身分之前，紀思道指他是罕為人知的「Z先生」，據說曾用炭疽菌對付辛巴威的黑人。後來在宣誓作證時，紀思道承認他的報導大半都是道聽塗說。

•••

十一月五日，我暫由這一切瘋狂中脫身，回家休息一陣子，十六日回來後，與環保署會面，討論如何清理早已封閉且圍上警戒線的哈特大樓，以及所有相關的報告和公文程序。最後我們在整個大樓外架起巨大帳篷（又教人想到《絕命毒師》），用二氧化氯消毒，大樓一直到二〇〇二年一月二十二日才重新開放。

負責處理送往國會山莊的兩百八十桶郵件檢疫的聯邦調查局團隊也在同一天發現了寄給參議員萊希的炭疽菌信件，它一樣也蓋著十月九日由新澤西寄出的郵戳，只是不小心被誤送到維吉尼亞州斯特靈的國務院郵務中心去了。

此時郵局開始採用電子束照射郵件消毒，但一開始強度過頭，因此郵件變得很脆，一碰就碎，但後來調低了強度，也只在送往政府機構的郵件上採用這樣的處理。

到現在為止，已知有二十二個炭疽病例，五人死亡，呼吸和皮膚感染的病例各半。奇怪的是，死者包括兩名和目標地點及郵遞路線並無明顯關聯的人。十月三十一日，六十一歲的越南裔移民阮凱蒂（Kathy Nguyen，譯音）因吸入型炭疽病死亡，她是紐約市布朗克斯一家醫院倉庫的員工，可是在她的工作地點和公寓裡都找不到細菌。紐約市因此緊張了三天，大家討論是否要在地鐵內採取檢體。因為地鐵可能是她接觸到病菌的來源，或者是否該讓全市都服用預防性抗生素。雖然在我們積極的監控下，並沒有發現其他病例，但我們卻不敢有絲毫鬆懈。

如果這個病例還不夠奇特，那麼還有另一個不尋常的病例。康乃狄克州牛津市九十四歲的寡婦奧提莉・隆格倫（Ottilie Lundgren）在十一月二十一日因吸入型炭疽病死亡，檢測顯示處理她郵件的康州郵局遭到了汙染。如果孢子可以由一個信封飛出來落在其他信封上，當然也可能飛入某人的肺裡，而她可能就是極少數只要一個孢子就感染並喪命的人。

聯邦調查局改弦更張，他們在寄給萊希的炭疽菌信件上發現一片死皮，於是採用稱作「全基因體放大技術」的方法來檢測，這個過程花了兩年才完成，結果發現這塊皮膚屬於聯邦調查局的一名技師，原來他在證物送達時，不小心汙染了它。

聯邦調查局一直想找出讓攝影主編史蒂芬斯死亡的細菌ＤＮＡ和炭疽菌原本的安姆斯株有沒有任何不同之處。〔「安姆斯」一詞其實頗有誤導之虞。一九八一年，戴崔克堡的陸軍生物學家要求新的炭疽菌株，德州農工大學的科學家依軍方要求，用預付郵資信封送了由德州吉姆霍格郡一家牧場的牛的器官上採下來的檢體，寄信地址是愛荷華州安姆斯市的美國農業部國家獸醫處實驗室，於是安姆斯株之名就此誕生。」

聯邦調查局請陸軍傳染病醫學研究所把史蒂芬斯的檢體送一些到亞利桑納，給凱姆的實驗室，希望找出獨特的標記。凱姆由炭疽菌中提取出ＤＮＡ，發現那是最基本的安姆斯株，可是凱姆知道除了德州那頭死牛之外，安姆斯株從沒有在野外出現，因此他交給聯邦調查局的結論是，感染源頭應該是來自實驗室。

另一方面，陸軍傳染病醫學研究所的一位科學家注意到達施勒參議員辦公室的一些炭疽菌不規則的菌落，有著和安姆斯株不相關的黃色色澤，這就是他們在尋找的關聯。

但他們花了將近四年的時間才發現，尋找的嫌犯其實遠在天邊，近在眼前，而且根本不是他們所懷疑的哈特菲爾，更和海珊扯不上任何關係。

•••

一月間，就在我們該重新開放哈特參院辦公大樓的那天，有人敲開臨時搭的牆壁，只見地下室卸貨平台旁有九件已經用過的化學防護衣。這裡正是當初調查的工作人員脫下防護衣，用生物安全櫃的排氣通道（風管）消毒之處（正好把所有的懸浮物噴進室內）！

所以我們只好重頭來過，為在場的四十九人採取鼻腔拭子，並讓他們全都服用預防性抗生素，包括一位警監和數位官員。

如果說這段插曲給了我們什麼教訓，那就是絕不能小看莫非定律。很明白的是，我們依舊不知道如何清理建築物。散布在大塊區域的炭疽菌是一種「區域拒止武器」[2]，把這些孢子散布在紐約或華盛頓，就會讓數百萬人受到感染，更糟的是，此後不論任何人踏進這裡都不安全。這就像在戰敗城市的土地上灑鹽的古老習俗，確定它永遠挫敗，就像格魯伊納島一樣。事後檢討時，我們在國會山莊與當地重要人士會談，包括市衛生局長在內，討論究竟什麼做得對，什麼做錯了。由當地的夥伴口裡，我們聽到一個又一個的抱怨，說我們──聯邦政府人員把他們排除在外。在這樣重大的疫情當中，大家免不了會想知道：主事者究竟是誰。

他們說，我們應該融合公衛當局、醫院和當地人民，我們也該更努力了解人口的多樣性，掌握跨文化溝通的技巧。換言之，我們必須更有人性，一方面面對事實，一方面也要結交朋友。

不過最大的問題還是在接觸病原體之後的預防性抗生素和接種疫苗，這個工作因為匆忙而未臻理想，再加上大家對使用新藥ciprofloxacin和舊藥doxycycline的誤會，使挫折感益發嚴重。我們讓個人有太多的自主權，不同的地方又有不同的建議，讓大家感到困惑，甚至滋生不滿。如果擁有舉世最優秀一萬五千位科學家的CDC在治療炭疽病時，都拿不出清楚明白的指南，一般老百姓又怎麼知道該怎麼做？

在我們的討論中，也有一些比較紙上談兵的建議，比如水平協調，找出最佳作法，成立平台獨立的溝通。而最主要的問題是，聯邦的責任始於哪裡，又止於何處？

如今國會所在地的協調比那時要好得多，誰負什麼責任也清楚得多——國土安全部負全責，聯邦調查局則掌管所有的犯罪調查。但也有人說白宮負責指揮。等到真正大事不妙時，決策的職權就往上推到國家安全顧問和總統身上。

• • •

四年後，也就是二〇〇五年，我們還在釐清這些問題，這時又發生了另一次災難，卡崔娜颶風侵襲了紐奧良，而這次的天災終於帶來我們需要的改變。在這次危機後，我們重新徹底地檢討了美國的緊急應變措施。

然而我們的制度並不是毫無漏洞。

—

2　regional denial weapon，即阻止敵方進入某一區域或於區域內活動的攔截武器。

二〇一四至二〇一五年間，軍方竟然由猶他州超級精密、極其隱密的達格威試驗場誤寄了活的炭疽菌樣本給十一州和兩個國家，甚至還用聯邦快遞運送。另外，還有如CDC把遭高度致病性H5N1流感病毒汙染的非致病性禽流感病毒送到美國農業部旗下的生物安全第三等級管制病原實驗室，這些疏失都教人難以安心。

唯有在犯錯之後毋須負責的情況下，才會發生這種事，也就是說發生了蠢事，卻沒有人會被炒魷魚，因為這些人都不是天生愚蠢的人，至少他們都有博士學位。

只要人覺得自己不用負責，就會草率行事。這種事不是你能控制的。要避免犯這種錯誤，唯一的辦法就是創造講求安全的文化，並且配合極其嚴謹的責任。另一個亙古不變的真理就是：天底下永遠都有瘋狂的人存在，執法時必須兼具智力和情感，靈活且而有彈性，才能避免偏見和先入為主的觀念，並承受政壇人物為了政治目的而施加的壓力。

心理學家常談到人腦解決問題時有兩種截然不同的方式，一種是迅速而膚淺的思維，以經驗法則和容易想到的答案為準，稱作捷思法，包括偏見和成見。第二種則比較深入且緩慢，較靈活而有更多的考量。就我的觀察，我得說，這些炭疽菌攻擊案的調查過度仰賴第一種思維。

造成這種結果的部分原因在於「總部效應」，亦即虛應故事的工作和檢查清單，而非真正花時間發揮創意和洞察力。官方鼓勵調查人員查問每一個人，而且幾乎天天回報，結果造成毫不相干的人生活受到漫無目標的干擾，也使科學界心生不滿。更重要的是，這種作法缺乏宏觀視野，而在有些人眼裡，這點顯而易見。沒有人花個二十分鐘仔細觀察，找出各疑點之間的連結。而這正是聯邦調查局一貫的作法，就像先前賓拉登派極端分子到美國飛行學校來上課，聯邦調查局卻對這樣的警告視而不見。

• • •

被指派負責調查炭疽菌一案的，是在聯邦調查局年資達三十二年的老將范．哈波（Van Harp）。

哈波請來檢查達施勒參議員辦公室所收到信封的研究人員，是在戴崔克堡工作的布魯斯．艾文斯（Bruce Ivins），他的專長是處理高純度的安姆斯炭疽菌株。不過以他平常用來做其他炭疽菌實驗的生物安全第三等級實驗室設備，來檢視聯邦調查局的檢體，確定其每公克孢子的密度，當然不免會損及聯邦調查局的檢體。

艾文斯自一九八〇年起就在美國陸軍醫學研究所服務，他的論文主題是白喉毒素，研究內容則包括披衣菌和霍亂。一九九一年波灣戰爭爆發，他開始研究炭疽桿菌，並且以共同發明人的身分申請新一代炭疽菌疫苗的專利，這種疫苗稱作「重組保護性抗原」，簡稱rPA。舊疫苗會出現如免疫系統失調等嚴重的副作用，不過國會撥款會隨預算周期起伏，意即艾文斯有希望獲得大筆金額，可是不能保證。

如果有心查看，就會發現艾文斯發了許多電子郵件，表達他對聯邦炭疽菌研究贊助日漸減少的關切，這當然也包括對他的新疫苗補助在內。好奇的調查人員，甚至連新入行的好萊塢劇作家，都會注意到他對生物戰的威脅有顯而易見的熱忱。他的一位主管描述他的言行舉止和對這個主題的興趣都顯得「古怪」。

換言之，艾文斯有《蜘蛛人》中壞蛋的典型動機（更不用說他的心理上特徵）。難道聯邦調查局的探員不看電影嗎？

到二〇〇〇年春，還在期待發一筆意外之財的艾文斯在兔子身上做新的rPA實驗，用炭疽菌噴霧噴牠們。

一等佛羅里達州史蒂芬斯一案上了新聞，艾文斯就發電郵給CDC的熟人阿尼．考夫曼，表示願意協助調查。考夫曼後來形容艾文斯聽到關於「北卡羅萊納山泉」的說法，顯得「焦躁不安」，還說艾文斯彷彿把這個案子看成是針對他個人而來。他是否出於個人的利害關係，而把這個案子的焦點放在恐怖主義上？

後來聯邦調查局搜索弗雷德里克市森林公園，要尋找對哈特菲爾不利的證據時，在當地自願協助的人中就包括艾文斯，他就像伍迪．艾倫電影《變色龍》（*Zelig*）中的主角塞利格一樣，處處現身。

艾文斯在俄亥俄長大，是個典型的科學迷，舉止笨拙但很渴望大家的認同，而且非常聰明。他會玩拋接水果的把戲，也彈得一手好琴，努力搏取大家的喜愛。不過艾文斯被聘用擔任超級敏感的職務時，並沒有做過心理狀態評估，也沒有人知道他曾接受過重度心理治療，而且不只是因為憂鬱、婚姻問題或者自卑。他曾向精神科醫師坦承許多事，其中包括他曾闖進姊妹會宿舍行竊，並曾想殺害一名同僚。他的精神科醫師後來向當局透露，他曾幻想拿氰化物毒鄰居的狗，並想偷取硝酸銨製造炸彈。他還在團體治療時告訴病友說，他多年來都備有槍，希望碰上搶匪時給對方好看。他談到自己有疏離和孤寂感，並自認為是死神的復仇天使。他的精神科醫師後來形容他：很怪異、嚇人，教人毛骨悚然。

醫師讓他服用抗焦慮的Valium和抗憂鬱的Celexa，後來也用了治療精神分裂和躁鬱症的Zyprexa，不過他依舊時時可以進出戴崔克堡的生物防護實驗室，接觸存放其中致命的病原體。在軍方的年度體檢中，他承認有記憶變化的問題，難以下決定，也有幻覺和焦慮，還說自己因為工作造成的壓力而接受精神病的門診治療。

其實艾文斯還在辛辛那堤大學就讀時，就曾威脅他人。他對占用他物品的室友說：「我可以在你的水裡加點東西。」他曾追求一名KKG姊妹會的會員，不過遭到對方拒絕，可是他非但沒有另尋夢中情人，反而對ＫＫＧ戀戀不捨。

一九八〇年代初，就在艾文斯接下戴崔克堡的工作後不久，他驅車三小時前往西維吉尼亞大學，闖進ＫＫＧ宿舍，偷了姊妹會的儀式手冊。先前他在北卡羅萊納做博士後研究時，曾認識一名研究生南西．海格伍（Nancy Haigwood），他一聽說她是ＫＫＧ會員，就偷了她寫論文要用的一本實驗筆記，幾天後再把筆記從郵政總局匿名寄還給她。南西取得學位，在馬里蘭州蓋瑟斯堡擔任病毒學者之後，發現籬笆上、她屋前的人行道和未婚夫的車窗上都被人用噴漆噴了「ＫＫＧ」。按她後來的報告，她直覺一定是艾文斯所為。而同時他又和另一名女性實驗室工作人員有過從甚密的詭異對話，偷取她的電腦密碼，偷看她的電郵。艾文斯自己的女兒後來說，他對辛普森案、奧克拉荷馬市爆炸案和六歲的選美小皇后瓊貝奈特．藍西遇害案等都十分著迷，他寫了許多信給各報主編，發表他對大學炸彈客泰德．卡欽斯基（Ted Kaczynski）被捕的看法。

艾文斯的信中，有一封是給《弗雷德里克郵報》的主編，為姊妹會發聲，署名「南西．海格伍」，接著他又把這封信的複本寄給一位兒子在兄弟會遭欺凌致死的母親。他訂了一份變態雜誌，寄到用南西先生之名租用的郵政信箱。

聯邦調查局發函給美國微生物協會的三萬名會員，請他們協助炭疽菌一案的調查時，南西立即致電聯邦調查局，指嫌犯可能是艾文斯。調查局記下了她的姓名，也和她做了訪談，但一直到七年之後，才用上她提供的資料。

這個心理不穩定的跟蹤者正是艾文斯。他在一九九七年十月二十二日收到猶他州陸軍達格威試驗場送來的一千毫升純化安姆斯炭疽菌株，懸浮在液體裡，他把這些菌株和他在戴崔克堡培養準備用作日後實驗用的安姆斯炭疽菌株孢子混合，存放在他的實驗室裡，並在軍方參考物質收據紀錄中標為「RMR-1029」。

二〇〇一年，陸軍委託一家BioPort（後來改名為Emergent BioSolutions）公司生產傳統的炭疽病疫苗，但這家公司無法通過聯邦食品藥物管理局的審查，花了聯邦政府數百萬美元，才終於準備生產疫苗。同時，艾文斯自己的疫苗發展受阻，軍方的興趣也似乎移轉到如天花、馬鼻疽（由伯克霍爾德氏菌引起）、兔熱病和鼠疫等其他生物戰病原體上。對於想要出售解藥的人而言，出現危機是再好不過的促銷辦法。

二〇〇一年八月，艾文斯日以繼夜待在實驗室裡，在製造、包裝和寄送炭疽菌樣本的這段期間，他一直都獨自工作，時間也極不穩定。

後來檢調人員發現裝有炭疽菌的信函是在普林斯頓納蘇街十號投郵的，緊鄰KKG姊妹會的辦公室。這裡離戴崔克堡近兩百哩，但不到八小時的車程即可來回。另外，檢調人員也發現用來郵寄炭疽菌孢子的三十四美分郵資聯邦老鷹信封有一些瑕疵，鑑視出是只在馬里蘭州五個郵局和維吉尼亞兩個郵局出售的那批貨。

為什麼艾文斯在信函郵寄之前那幾晚獨自在實驗室的高防護設備裡工作，他一直交代不清，對於可能驅車來回赴新澤西寄信的那段時間，他也沒有不在場證明。

不過最該死的是寄給達施勒參議員的炭疽菌信封上，有寄件地址「格林岱爾學校四年級」。就在炭疽菌攻擊之前，艾文斯才剛開始捐款給美國家庭協會，這個基督教組織當時才因密爾瓦基格林岱爾浸信會學校四年級學生受體罰一案，和聯邦政府纏訟。

在炭疽菌案發生六個月之後，軍方由戴崔克堡外派了一名醫官來調查。艾文斯在二〇〇一年底未向上級報告辦公室遭炭疽菌孢子汙染的事遭揭發。技師搜尋二十二個辦公室中的孢子，只有艾文斯的含有安姆斯菌株。可是不論是艾文斯或任何人都未受懲處。媒體沒有注意，也沒有人追究艾文斯前言不對後語的情況和不合情理的說法。

大約就在這個時候，所有研究炭疽菌的人員都得交出他們實驗室所用菌株的樣本。艾文斯照辦了，他把他的樣本登記為「RMR-1029」，可是他裝錯了試管，調查局拒收。不久艾文斯又交出安姆斯菌株的第二個樣本。

二〇〇二年五月，戴崔克堡外聘的調查員交出三百六十一頁的報告，說就現有的資料找不出答案。

六個月之後，聯邦調查局督察理查．蘭博特（Richard L. Lambert）取代了范．哈波督察的位子。大約就在此時，國會投票通過伊拉克戰爭決議案。

• • •

二〇〇三年二月，國務卿鮑威爾在聯合國演說，他舉起一小瓶白色粉末說，裝在信封裡不到一茶匙的乾燥炭疽菌就已讓美國參議院關閉，接著指控伊拉克在一九九〇年代持有八千五百公升的液態炭疽菌。

此外，儘管天花在一九八〇年就已經在全球消滅，剩下的樣本僅存在兩個研究中心，但伊拉克卻從沒有證實它沒有剩餘的天花病毒。一九八四年聯合國武器檢查時，又發現伊拉克在進行駱駝痘（一種當地的疾病）研究，有一個冷凍乾燥機上以阿拉伯文標著「variola」（天花）（據伊拉克人的解釋，是要製作疫苗），此外，不法的俄國科學家可能由存放天花病毒的中心或秘密生物戰計畫取得天花病毒，和伊拉克進行黑市交易。這些薄弱的證據和揣測累積起來，足以使得美國國防部重新引進天花疫苗，讓軍隊官兵接種。在這個備戰行動上，CDC也「協助」建立全國醫護人員天花接種計畫（儘管這種疾病在接觸病毒後一週內接種都還有效）。可是這些天花疫苗產生了嚴重的副作用——大片疹子、發燒和心臟驟停，終結了這個不堪一提的計畫。

可是在伊拉克始終查不到貯藏的病原體，海珊的細菌戰行動實驗室也純屬虛構。鮑威爾的聲明和桑迪亞國家實驗室工程師的說法並不一致。工程師說這次炭疽菌攻擊的菌株並未經化學處理，就如早在二〇〇一年所知的，這些炭疽菌都是安姆斯菌株，意即其來源最可能是戴崔克堡，或是少數其他採用安姆斯菌株的美國生物防禦網中心。

二〇〇三年三月，國防部頒發非軍服人員最高榮譽獎項「傑出平民服務獎章」給艾文斯，表彰他為恢復一波三折炭疽病疫苗所做的努力。

五天後，二〇〇三年三月十九日，布希總統發動了伊拉克戰爭。

二〇〇三年十二月五日，布倫特塢郵局重新開放，也重新命名，紀念莫利斯和柯辛。

二〇〇四年三月，在副總統錢尼的授意下，官方決定購買七千五百萬劑下一代炭疽菌疫苗，可為兩千五百萬人做總共三劑的預防接種。這些疫苗都存放在一個民間的戰略儲備處，這也是讓這種疫苗的製造商繼續營運的方法，日後只要有需要，就能隨時提高產量。一家叫做 VaxGen 的公司獲得了價值八億七千七百萬美元的合約，只要它交出七千五百萬劑的 rPA 即可收款，而這正是艾文斯獲得專利的疫苗。

艾文斯身為專利的共同開發人，得到了一萬兩千多美元的支票。

聯邦調查局探員勞倫斯·亞歷山大（Lawrence Alexander）在二〇〇四年一月加入了炭疽菌調查，到年底他已查明哈特菲爾根本沒有涉案。經過了這麼長的時間，他終於指揮調查局把焦點放在艾文斯身上。

VaxGen把疫苗的動物實驗轉包給俄亥俄州哥倫布市的巴特爾研究所，艾文斯奉召到五角大廈說明產品的效力。這時艾文斯送出的就是由他標為RMR-1029的高純度炭疽菌孢子。

亞歷山大知道艾文斯可以無盡取用RMR-1029，而且十分擅長處理炭疽菌，他也懷疑艾文斯在二〇〇二年四月聯邦調查局要求交樣本時耍詐，交了假的樣本。亞歷山大還有艾文斯怪電郵的證據，他最後認定艾文斯不只是像他同事說的「古怪」，而且根本就是精神不穩定。

聯邦調查局在二〇〇四年夏天緝獲艾文斯的RMR-1029，看來他在二〇〇二年應付調查局時的確交了假樣本，面對這樣的懷疑，艾文斯說提供樣本的是資深實驗室技師，而不是他本人。

可是這種說法不通，他的盤存簿上顯示有兩百二十毫升的RMR-1029炭疽菌不翼而飛，而他的解釋是自己算術不好。

接下來沒多久，艾文斯開始丟棄可疑的物品，比如他收藏的KKG姊妹會分會地址清單。

二〇〇六年，因為VaxGen疫苗不穩定，政府終止了八億七千七百萬美元的合約，艾文斯生產下一代疫苗的期望也泡湯。

那年秋天，艾文斯買了可以偵測電話竊聽器的儀器，還有一個追蹤裝置，查看他的電郵何時被對方收到，何時開啟，轉寄給誰。二〇〇七年五月，艾文斯遭華府大陪審團傳喚，他火速聘請了前州檢察官擔任律師。

炭疽菌案調查人員追蹤了四個國家一千多個炭疽菌樣本，發現只有八個符合威脅信中的炭疽菌，而每一個都明顯源自艾文斯的RMR-1029。基因組研究所證明了RMR-1029的基因組特色符合威脅信中的炭疽菌。

二〇〇八年四月，在炭疽菌攻擊後近七年，艾文斯遭檢調單位留置，住屋也遭搜索。調查人員在他的雜耍用具旁發現他用來扮裝的服飾。後來他們又在他的電腦上發現了性虐情色照片和大批手槍、防彈背心，和自製防彈衣。原來他一直把自家地下室當作靶場。

那年春天，聯邦檢察官以艾文斯涉嫌炭疽菌殺人，造成五人死亡為由，起草了正式起訴書，這是準備尋求大陪審團起訴的第一步。軍方已經取消了他的實驗室特權，此時艾文斯的情況也日益惡化，開始酗酒。

二〇〇八年六月，司法部和聯邦調查局同意支付五百八十萬美元給哈特菲爾和解。哈特菲爾也控告《紐約時報》的記者紀思道，不過敗訴。法院認定在《紐約時報》報導當時，哈特菲爾是公眾人物，因此記者沒有責任。

• • •

由於艾文斯在集體治療和其他地方行為古怪，因此遭到逮捕，送往弗雷德里克紀念醫院做精神評估。

他獲釋之後不久，去配了三種處方藥：抗憂鬱劑 Celexa、精神病用藥 Seroquel，和治療躁鬱和偏頭痛的 Depakote。他還買了一包七十錠 Tylenol 安眠藥[3]。後來有人發現他倒臥在家裡，地上有一灘尿液，身體已經冰冷。

艾文斯死亡後，參議員萊希還是主張，即使艾文斯有罪，也不可能獨自犯案，一定還有幫凶。二〇〇八年八月五日，已退休的陸軍傳染病醫學研究所副指揮官兼聯合國生武檢察官理查·史波索（Richard Spertzel）在《華爾街日報》上的專欄發表意見，依舊認為威脅信中的炭疽菌已經改造，因此毒性更強，這個產品太複雜，不可能是由美國實驗室單一的科學家所生產。

對生物恐怖分子來說，製造生物武器依舊不是易事。儘管一九九五年奧姆真理教教

3 Tylenol PM，即止痛藥成分 acetaminophen 和 ibuprofen，並加上抗過敏藥 Benadryl 裡的抗組織胺成分，因此易嗜睡。

主麻原彰晃發動的恐襲，在東京地鐵列車成功散布沙林毒氣，但他們一九九三年想以炭疽菌做生物武器的企圖還是失敗了。只是自九一一事件之後，製造炭疽菌做武器卻一年比一年容易，恐怖分子也依舊活躍，繼續尋覓有才幹但心懷邪惡的微生物學者。

6.遷徙
從西尼羅病毒、禽流感到裂谷熱

只要家禽開始死亡，疫情開始傳播，所有禽類就都要撲殺。接下來，補償、地下水等問題就浮上檯面。在中東，我們得擔心肉品公司把移工當成垃圾；在維吉尼亞，我們得憂慮家禽公司隱藏死禽或任意處置牠們。

耶和華—希伯來人的神這樣說：容我的百姓去，好事奉我。你若不肯容他們去，仍舊強留他們，耶和華的手加在你田間的牲畜上，就是在馬、驢、駱駝、牛群、羊群上，必有重重的瘟疫。

——〈出埃及記〉第九章，第一至三節

鼠疫

二〇〇二年十一月，一對中年夫妻勉強撐著病體來到紐約市西奈山貝斯以色列醫學中心，這時九一一和炭疽菌郵件事件才剛過一年多，這個城市還驚魂未定。這對夫妻的症狀是頭痛、高燒、關節痛，和極度疲憊，一如急診室常見的情況。可是醫師注意到的是他們的鼠蹊疼痛，且莫名其妙地腫大，宛如汽球，這是淋巴結腫大，腺鼠疫的特徵。

幾小時後，這對夫妻的血液培養出典型的「安全別針」形細菌，醫師為他們注射了抗生素，新聞媒體也蜂擁而至。紐約已經有一個多世紀沒見過腺鼠疫病例。

西奈山貝斯以色列醫學中心突然成了全國急難的焦點，到處都是聯邦調查局探員，想要查明這兩人是否為自行感染的恐怖分子，或是被恐怖分子下毒感染的無辜民眾。二〇〇一年，炭疽菌信函送到美國東岸時，大家並沒想到生物恐怖主義的可能，這回卻不同。一朝被蛇咬，十年怕草繩。

我們透過ＣＤＣ的生物恐襲計畫，為紐約的第一線應變人員提供了鼠疫的訓練。不過眼前的問題是，我們是否該啟動緊急應變中心，為成千上萬可能接觸到病原體的人施打預防性抗生素？

感染腺鼠疫時，細菌經由皮膚進入身體。一旦進入人體，細菌就會到達鼠蹊、頸部或腋窩的淋巴結，它們繁殖時會引發免疫反應，導致淋巴結腫大，若不予治療，會造成五、六成的病人死亡。另兩種鼠疫如不治療幾乎必定致命，一種是因為吸入細菌，在肺內繁殖，造成肺炎的肺鼠疫，另一種是細菌進入血流，接著散布至腦部，造成腦膜炎的敗血性鼠疫。

幸好公衛機關只花了一天時間，就排除了生物恐攻的可能。原來這對夫妻，露辛達·馬克（Lucinda Marker）和約翰·杜爾（John Tull）是由新墨西哥州聖塔菲來度假的遊客，他們在旅館房裡發病。每年美國約七例左右的鼠疫，新墨西哥州通常就占了一半。

紐約市衛生局調查這兩個人怎麼會接觸到細菌，他們致電新墨西哥衛生局的公衛學家保羅．艾斯泰德（Paul Ettestad）博士，後者大吃一驚，因為當年該地尚無鼠疫病例，而且在時間上也已到了鼠疫流行季末，但他的部屬認出了這對夫妻的名字，想到在他們廣達五英畝的莊園中的確發現一隻林鼠受到感染。顯然這隻林鼠身上有感染鼠疫桿菌的跳蚤，而跳蚤跳到兩夫妻身上叮咬。

後來擔任CDC主任的湯姆．傅萊登（Tom Frieden）醫師當時是紐約市衛生局局長，他把排除恐攻的功勞歸諸於市府的急診室監測系統。完整的資訊能讓人看出趨勢，也能在沒有趨勢之時讓人看清真相。

露辛達很快就康復了，但約翰卻又併發了敗血性鼠疫，全身都遭感染。這位身體強健的律師原在聖塔菲附近的桑格雷克里斯托山脈擔任搜救義工。他的腹股溝淋巴結腫大的情況比妻子小，意味著他的淋巴結可能在對抗感染時，發揮了較大的功能。他的血壓跌到七八／五〇（正常是一二〇／八〇），發燒到攝氏四十．二度，腎臟衰竭，四肢有很多血栓，變成黑色，就這是為什麼這種病在中世紀被稱為黑死病的緣故。

他的病情可能是因第二型糖尿病而變得複雜，另外還有一種理論說，這對夫妻是被同一隻跳蚤叮咬，只是他感染的細菌較多。

不論如何，醫師讓他進入誘導昏迷狀態達三個月之久，最後雙腿膝蓋以下還是必須截肢。

・・・

鼠疫就像天花，歷史悠久，改變了數世紀以來政治和文化的發展。十四世紀時，第二次鼠疫大流行沿著絲路由亞洲到近東、歐洲和北非，造成莫大的破壞，徹底重建了歐洲社會。在數個傳染至歐洲的途徑中，其中一條可能的路徑是蒙古人對克里米亞的城市卡法圍城時，把受感染的死屍拋過城牆傳染給全城人口，這是史上最早有紀錄的生物戰之一。義大利水手逃跑時，把疫情傳播到全歐洲，再加上受感染的老鼠，經過接連幾波感染，鼠疫遍及全歐陸，至少使三分之一的人口，也就是上億人喪生。突然之間，封建制度下非自願的勞動主力——農奴死了大半，剩下的倖存者就可以為工作要求更多的酬勞。雖然也是微薄的薪酬，但比以往多一點。另一方面，也有一些自耕農加入，促成未來幾世紀中產階級的興起。

鼠疫第三次的世界大流行終於波及了新世界。這次鼠疫於一八五五年始於中國，經由如香港等港口城市，散播到有人跡的各大洲。僅僅在印度和中國，就至少奪去一千兩百萬條人命。帶有鼠疫細菌的老鼠隨著輪船「澳洲號」抵達新大陸，在舊金山跳船。這船在一九〇〇年由疫情嚴重的檀香山出發，到了舊金山後在華埠下水道出口附近卸貨，正好趕上華人慶祝鼠年。接下來發生的是公衛的大災難，預示了一九八〇年代社會大眾對愛滋病的反應。人們表現出極常見的歧視，認定華人因為以米為主食，因此較容易生病，必須經過兩道隔離：第一道是圍起警戒線，只容許白人離開中國城；第二道則是用帶刺的鐵絲，保護白人的商店和教堂。

加州州長為了保護全州的經濟，堅決否認疫情，並且像一九八〇年代HIV大流行時一樣，指責聯邦政府、海洋衛生處和舊金山衛生委員會渲染疫情，當地報紙都噤若寒蟬。

後來，新任州長和新的聯邦衛生官員採取較積極的防疫措施，以滅鼠和加強衛生為重，到一九〇四年，華埠的病例終於減少了。

但一九〇六年舊金山灣區發生大地震，當地遭到嚴重破壞，重建期間，另一波鼠疫疫情爆發。這回受感染的大半是白人，儘管立刻採取積極手段防治，依舊做的太少太遲。或許就是因為當初認為疫情是針對受歧視的少數族裔，因此沒有認真處理，讓跳蚤移棲到其他嚙齒類動物身上，傳播到整個美西地區。

在中國鄉村，鼠疫的天然傳染窩是大沙鼠、土撥鼠和地松鼠，至於黑鼠及牠們身上的跳蚤則藉著船運航線，在都市和全球傳播疫情，因此停泊在港口的船隻都有防鼠板，防止老鼠沿纜繩爬上船，或由船爬到岸上，美國公衛處也會在船隻進入美國領土時為船隻滅鼠。

在美國西部，土撥鼠成了新的傳染窩，不過地松鼠和林鼠也會傳染鼠疫，最近連貓也成了嫌疑犯。

土撥鼠已成為「增幅宿主」[1]，把疫病帶進牠們的地洞去，傳播得又遠又廣。其實沿著西經一百度線的確有一條穿越德州中部的南北「鼠疫線」，那多多少少也是土撥鼠的界限，也因此，最好還是不要用吸塵器去地洞裡吸土撥鼠出來當寵物。

鼠疫是很好的例子，可以看出人畜共通傳染病找到新生態利基的階段過程。細菌必須被運送到新地方，在那裡引介給如土撥鼠或蚊子等新宿主。唯有當這個疾病已經在新傳染窩或病媒確立位置之後，才能在生態系統裡造成地區性的流行。不過這一切總有神秘難解的因素，另外當然也要看運氣。當人類是唯一宿主，疾病是人傳人時，情況比較簡單，疾病的傳播只靠著人的移動旅行。新世界大部分的大流行病，如天花、麻疹、小兒麻痺、肺炎，都是由舊世界越過大西洋帶來的「禮物」，鼠疫的不同之處，只是它是越過太平洋而來。

可是在這個星球上，所有的生命都會掌握機會，只要找到適當的居所，就會傳播過

—

1 amplification host，此宿主能讓寄生蟲達成繁殖的目的，意即已有傳播病原體的能力。

去。我們所確知的是，我們會染患的疾病絕非靜止不動，而且我們也絕不能以為，某個疾病「在那邊」，我們就可以不用擔心。因為在許多例子裡，「在那邊」的疾病都會來到我們身旁，而且新疾病可以在新環境裡立足，尤其眼前氣候變遷，溫度升高之際，這就是曲弓熱和登革熱之所以由熱帶北移，在佛羅里達經斑蚊傳播，在美國重新流行之故。

西尼羅病毒

在紐約鼠疫驚魂事件前幾年，我接到先前在ＥＩＳ服務的朋友瑪西・雷頓（Marci Layton）的電話，她那時擔任紐約市公衛局流行病處主任。

「我們這裡有一連串莫名其妙的疾病，主要是神經症狀，包括麻痺、呼吸困難，有些病例的頭部神經也受到影響。我們揣測或許是肉毒桿菌中毒，也已致電ＣＤＣ申請藥物，可是這一切說不通。你能協助我們嗎？」

要對抗新興病毒感染，需要機敏的臨床醫師，他們會說：「這症狀與眾不同，我得調查一下。我得致電給有關單位提高警覺。」當然，除此之外，也需要有機敏的衛生官員，在臨床醫師通報時認真以對。

瑪西正是這樣的官員典範，她了解自己的社區，對流行病學和公衛的認識也讓她能由馬群之中，一眼就看出斑馬來。她接到皇后區一名醫師的電話，這位醫師有兩名病人癱瘓，經過追蹤，她發現在該區北邊十六平方哩的範圍中，有八個嚴重的腦炎病例。她原本可以說：「沒什麼大不了。」不去理會，可是如果她真的那樣做，就會錯過在那十年間最嚴重的大流行病。這種病毒由紐約州的皇冠點市開始遷徙，橫跨美國全境，往北進入加拿大，往南波及墨西哥和南美。

我們把瑪西的紐約團隊轉介給ＣＤＣ位於科羅拉多柯林斯堡的病媒傳染病研究組，他們很快判定是聖路易腦炎，雖然不正確，但至少相去不遠。

這種病就像聖路易腦炎一樣，是由蚊子傳播的黃病毒引起，鳥類則是增幅宿主，只是聖路易腦炎很少會造成嚴重的人類神經疾病。在美國，每年約只有幾件而已，而且並非在紐約市。此外，這種病毒也不會讓鳥類致病。這裡就洩漏了天機。

在人類發病之前和期間，公衛官員發現天上掉下來許多死鳥，尤其是烏鴉。烏兒生病時不會去急診室，如果牠們不想外出覓食，也不會有老婆送上雞湯。為了避免成為其他猛禽的午餐，牠們只能不斷地飛，直到不支倒地，有時正好飛到一半就耗盡體力。因此牠們的確是從天而降。

紐約市布朗克斯動物園的獸醫發現一對智利紅鶴、一隻鸕鷲和一隻雉雞死亡，她提醒ＣＤＣ但未獲注意，不過這些動物和一隻烏鴉的檢體送到美國農業部位於愛荷華州安姆斯的實驗室，排除了一般常見的鳥類和腦炎病毒。這些檢體送到柯林斯堡的CDC實驗室，得到了正確的診斷——在瑪西來電之後一個月。

因此我們在紐約所設的長期監視系統，其實是死鳥監視系統。在撿拾鳥屍做評估研究之後，我們發現牠們有多種器官都受病毒感染，也包括腦炎。我們把這些大都市的鳥類檢體和在康乃狄克州蒐集來受感染的蚊子，以及由一例致命腦炎病例取得的人腦組織，全都用病毒核酸篩檢和基因體定序做了基因組分析，所有的基因標記都指向西尼羅病毒。這是一種黃病毒，與引起日本腦炎的病毒同屬，只是抗原特性不同。後來證實這是這種舊世界的病原體頭一次在西半球出現。

• • •

這個疾病的名字來自於北烏干達的西尼羅地區，病毒最早是一九三七年從該區一名熱病的病人身上培養出來。這名病人的血清檢測隔離出的病毒和另外兩種黃病毒：聖路易腦炎病毒和日本腦炎病毒有相似的外觀和病理特性，也有共同的免疫關係。後兩者主要的病媒是家蚊屬的蚊子。

西尼羅病毒首度流行，發生在一九五一年以色列海法附近的一個小鎮。村子裡三百零三名居民中，有一百二十三人出現典型的病徵，包括發熱、頭痛、肌肉痛、厭食、腹痛、起疹子和嘔吐。

血清學調查顯示西尼羅病毒在尼羅河沿岸盛行，接下來三年在埃及有數次大規模疫情，年紀較大的兒童和成人似乎血清陽性率較高，而幼兒則較常出現症狀，意味著西尼羅病毒主要侵犯幼童。

動物研究則顯示這種病毒可以傳染給許多物種，尤其是鳥類和除了人類之外的其他哺乳類，其中以馬和驢居多。

一九五七年以色列又發生另一波疫情，一家養老院有多位老人出現嚴重的神經症狀。一九六二年在法國、一九七四年在南非，病人都出現腦膜炎或腦炎。類似的疫情也偶爾出現在俄國、西班牙、南非和印度。

接下來在一九九六年，羅馬尼亞的首都布加勒斯特發生重大疫情。這回，西尼羅病毒在流行病學和臨床上出現大規模的變化，這是西尼羅病毒頭一次以都會區為中心，也是頭一次大部分的病例都出現中樞系統感染。造成疫情的原因包括布加勒斯特都市的基礎設施不良，包括環境骯髒使蚊子孳生、沒有紗窗紗門阻絕蚊子、可作為增幅宿主的家禽數量眾多。

一九九六年的摩洛哥、九七年的突尼西亞和九八年義大利和以色列的大規模疫情，都出現同樣高比率的中樞神經系統感染及高死亡率。大體而言，只有一%的感染會造成神經疾病，七〇至八〇%的病人少有或沒有症狀，其他人則有輕微發燒。

至於一九九九年在紐約市出現的病毒株，兩年前在以色列也有家鵝出現類似的家禽流行病。到一九九九年八月皇后區的病例出現時，病毒的基因組序列和以色列同時發生的病例相同。

二〇〇〇年夏天，在紐約立足的病毒開始傳播，東北各州有十郡發生總共二十一起人類病例。

一年後，病毒向西岸一路擴展，四十四州、哥倫比亞特區和加拿大的五個省分共出現六十六個病例。

究竟是什麼使得病毒駐留在一個地區？合適的蚊子，合適的鳥種（通常是燕雀類或雀形目的鳴禽），結合起來創造了地區性疫病的流行周期。

這種病毒對烏鴉及其近親幾乎絕對致命，對鷹鷲也有極高的危險。因此在它抵達美國西部之前，所有瀕危的鷲鳥，不論是人工養殖或野放的，全都接種了新的ＤＮＡ疫苗，以免牠們因此滅絕。

次年夏天，北美出現了有史以來最大規模的西尼羅腦膜腦炎：共有四千一百五十六個病例，包括二千三百五十四例腦膜炎—腦炎，二百八十四人死亡，路易斯安納、密西西比和芝加哥地區疫情最嚴重。

這種嚴重的中樞系統疾病往往出現在長者身上，但年輕病人也有許多發燒的情況。我們不知道二〇〇二年的疫情為什麼這麼嚴重，但那年夏天全美有些地方的天氣和一九七五年的聖路易腦炎疫情（同屬黃病毒）流行時的天氣很相似，而且我們也得知人傳人的新方式，包括輸血和器官移植。

因此西尼羅病毒由原本罕見的疾病，變成了幾乎橫掃全球的大流行病。這個故事提醒我們疾病會如何移位，傳播到任何地方，沒有人能確定為什麼這樣的事會發生，這教我們更加警惕。通常受感染的人類和動物血液裡的病毒並不足以維持疾病本身，因此要不是有受到徹底感染的蚊子由以色列飛到美國叮咬病人，就是有受感染的鳥橫渡了這段距離，另外還有海外寵物交易或刻意施放的可能。自二〇〇二年以來，在自家後院養雞成了時髦，甚至在都市中亦然。放山雞放養愈自由愈好，不過要記得，野鳥是天然的傳染窩，不只是西尼羅病毒，流感病毒亦然。在亞洲，感染的可能性更高，因為自由放養的雞鴨不只可以和野鳥混在一起，也會和豬群混雜。但即使在高度消毒的美國，為休閒嗜好而打造的農場也必須提高警覺，以免它變成你的新興病原體農場。

雷斯頓伊波拉病毒，一九九六年

在剛果民主共和國，伊波拉病毒的疫情一直持續，有時有很長一段時間都沒人察覺，最後自然消失，也有時大肆傳播，不容再遭忽視。

我再度處理到伊波拉疫情是在一九九六年，一群由菲律賓進口，準備要送到德州愛麗絲市檢疫中心做研究的的食蟹獼猴爆發了雷斯頓病毒的疫情。早在幾年前，維吉尼亞州雷斯頓市也發生過同樣的獼猴感染，因此這個菲律賓病毒才會被取了美國城市的名字。而這回染病的猴子是來自同一家進口商：富萊特。我們懷疑菲律賓出口商違反只能出口人工飼養動物的規定，偷偷由民答那峨抓了一隻野生猴子，湊足六隻一起送貨。我們這樣想是因為這種疾病在民答那峨盛行。那裡是菲律賓第二大島，也是最南的大島，野生猴子的來源地。不過雖然我們獲邀前往調查，卻沒有查出什麼，無法解釋送來美國的猴子為什麼感染，只查到幾隻受感染的狗和其他動物。民答那峨由分離組織游擊隊把持，因此我們的生態調查有其限制。我倒發現獼猴有巨大的門牙，在你把針插在牠們的鼠蹊抽血時，這牙離你只有幾吋，此外，伊波拉病毒也不如皰疹B病毒那麼可怕，後者會傳播給所有的猴子，讓牠們因腦部感染而致命。

到二〇〇八年，終於解開了雷斯頓伊波拉病毒之謎。當時在菲律賓首都馬尼拉北方，有許多豬因極其嚴重的豬繁殖和呼吸障礙綜合症病毒死亡，病毒診斷經美國採用新的檢測證實，同時意外發現這些豬也感染了雷斯頓伊波拉病毒。在農莊附近做了生態調查之後，發現這種病毒來自蝙蝠。因此美國進口研究用猴子和菲律賓動物的伊波拉病毒來源，就是因為有受到感染的蝙蝠。這證實了在有蝙蝠傳染窩分布之處，應該就會看到伊波拉病毒感染。

禽流感，二〇〇二年

儘管沒有根據，但鳥類生病時，會顯露出沮喪的神情，至少雞和火雞是如此。牠們也會咳嗽、打噴嚏、流淚和食欲不振。牠們和人類症狀不同之處，是牠們的頭部會水腫，當然，還有下蛋的數量會減少。二〇〇二年三月六日，西尼羅病毒正在加速繁殖之際，維吉尼亞州近西維吉尼亞邊界羅金罕郡哈瑞森堡雞農飼養的一群火雞才剛移棲，為的是強迫牠們換毛。可是接下來幾天，雞農卻發現這些移棲的火雞和同一家公司的另一群火雞都出現流感症狀。

獸醫由這些火雞的氣管採集了檢體，送到愛荷華州安姆斯的國家獸醫處實驗室。

三月十二日，實驗室證實這些火雞得了低病原性的H7N2：禽流感。雖然有些禽流感也會傳染給人類，如香港的H5N1病毒株在一九九七年就讓人類與鳥同蒙其害，但還好H7N2只會感染鳥類。不過流感很容易就人傳人，因此也很容易就會成為全球大流行，使得它多年來都教疾病偵探憂心忡忡。H7N2只要改變遺傳外衣，就能使人致命。就算沒有發生這樣的夢魘，維吉尼亞州也已經面臨了一個公衛大難題，那就是如何處理這些鳥屍。這裡討論的是五百萬隻死鳥，以及可能受汙染的地下水。

儘管水鳥和棲於河口或海岸的濱鳥是禽流感的天然宿主，但多年來這些病毒也會定期出現在家禽身上，很可能是因為野鳥糞便汙染了環境，而使家禽受到感染。不過自一九九四年以來，活禽市場制度也成為病毒傳播的原因，與美國養雞業發生的數次疫情息息相關。

一旦家禽受到感染，病毒就會侵犯呼吸道和消化道，飛沫、受汙染的糞便和間接接觸受汙染的設備和材料，都成了高度傳染的途徑。

這種流感有兩種致病類群或種類：低病原性和高病原性。高病原性傳染力極高而且致命，往往在毫無預警的情況下造成家禽猝死，死亡率達百分之百。低病原性的病毒株也可能有極高的傳染力，但臨床症狀可能並不明顯，讓病毒在無人察覺的情況下長時傳播。而更教人擔心的是，低病原性的病毒偶爾也可能會演化為高病原性。

一想到人類罹患禽流感，一般人馬上聯想到的就是亞洲，但即使在美國，雞和火雞在送到消費者面前之前，在零售市場、家禽拍賣場、大批發商、飼養農場之中，可能也轉手達五次。每一次轉手都會增加傳染的機會：經由蛋、蛋盒及其他設備汙染。

•••

維吉尼亞的這波禽流感疫情中，羅金罕郡有愈來愈多養雞場檢體呈陽性，這些養雞場相互的距離都不到兩哩，而且全都由同一輛卡車每天巡迴蒐集死禽。分子指紋證實這個病毒株和八年來在美國東北活禽市場流行的病毒株一模一樣，雖然兩者並沒有直接的關聯。

三月二十一日，離指標農場（指感染最先出現的源頭）北方三十哩的另一家公司旗下的火雞農場也出現疫情，顯然這不只是區域性的事件。到三月二十八日，已經有二十群雞病毒感染測試呈陽性。

羅金罕郡位於維吉尼亞州西北的仙納度谷，夾在東邊的藍嶺山脈和西邊的仙納度山脈之間，山谷寬二十至三十哩，南北延伸近百哩。

維吉尼亞州共有一千三百多個養雞場，其中九百五十個都位於此郡，兩百一十三個火雞農場的火雞產量居全國第一，幾乎全都是家族企業，只是和大規模的家禽產品商簽有合約。每一家養雞場的家禽數由八千至兩萬五千隻雞，和高達四萬隻火雞不等。

在發生H7N2疫情之時，谷裡火雞和雞的總數逾五千六百萬隻，而在這近一千家養雞場中，約有四百家養的是肉雞和肉用火雞，一百七十五家飼養的是種雞，五十家飼養火雞種雞，三家飼養蛋雞。要想找最嚴重的家禽感染情況，必然是這裡無疑。

養雞業為維吉尼亞的經濟帶來了數十億美元的收入，雇用了一萬兩千多人。一九八三和八四年的流感讓維吉尼亞雞農損失了約兩百萬隻家禽。

二〇〇二年春的疫情對經濟有同樣的殺傷力，的確教人擔心，可是除了該如何處理這些死鳥之外，在公共衛生方面的當務之急，就是如何運用科學了解這種疾病。它是怎麼由鳥傳給鳥，由養雞場傳給養雞場？我們要怎麼做，才能阻止它的傳播？

到二〇〇二年四月十二日，已經有六十群家禽檢體呈陽性，州獸醫官威廉斯・希姆斯（William Sims）醫師取消了所有的公開銷售和家禽展，也禁止讓遊客赴養雞場參觀。他也規定在宰殺家禽前必須先做檢體測試。受感染家禽的農場主人必須檢疫，而所屬的家禽公司得負責在二十四小時內銷毀病禽。不過由於疫情已經擴大，因此維吉尼亞州向聯邦農業部求助，這是聯邦政府首次參與國內低病原性禽流感防治。

四月十四日，聯合小組成立，總部設在哈瑞森堡。我趕到那間一層樓的小型建築之時，狹窄的會議室裡已擠滿了人，主管農業和環境品質的州府機關和衛生廳官員，以及包括農業部和陸軍衛生部獸醫軍團等其他聯邦機構的代表都在其中。不過教人吃驚的是，五大家禽公司的代表也赫然在場。

就我的經驗，這有點離奇，就像請狐狸來看守雞舍一樣，豈非引狼入室？召開此會是為了公衛。以這個案例來說，則是以獸醫角度的公衛利益為考量，因此得把商業利益拋諸腦後。因為必須在產業（保障自己財務投資的欲望）和公衛需求（盡快撲滅疫情）之間權衡，所以所有商業夥伴愈誠實、透明愈好。

流行病組的負責人很親切地向我寒暄，他說：「你必然也是對數字很在行的旁觀者，希望你不會考我。」

維吉尼亞州的農業部啟動了緊急管理架構，讓衛生廳、運輸廳和執法部門都動員參與，他們也請聯邦農業部檢測受感染動物血液中的抗體，做病毒核酸篩檢和病毒隔離。美國公衛署派出流行病專家和獸醫官員參與協助，我前往是因為……不論他們給我什麼冠冕堂皇的理由，我揣測他們還是需要一個對數字很了解，或者說得更精確一點，需要一個資料系統和疾病監視的專家。

執法人員參與其中，是因為他們要採取的措施包括管制進出受感染設施的交通，可能有人會把死禽丟進附近的小溪，或者把雞偷偷運出養雞場賣給其他農場。公衛署並沒有執法人員的編制，州警才有。

•
•
•

要畜養家禽做商業用途，你得先把自己抵押給家禽業者，一來這是預付成本，二來這是此產業發展出來規避責任的商業模式。養雞場每個雞舍大約有一千隻雞，要建一座這樣的空調金屬雞舍大約要花十五萬美元，因此得抵押貸款，通常分十五年攤還，因此雞農必須承擔經營的財務風險。

等建好雞舍，家禽公司就開始送來雞或火雞，可是這些家禽還是公司的財產，送貨司機也是大型家禽公司的工作人員。雞在六週內長大成熟，再送回家禽公司宰殺，而你的酬勞是以重量計算，如果牠們比平均情況還健康，你就可以獲得獎金。幾週後，公司又送來一群新的小雞，如此這般，一年可養六或七批小雞，如果雞會死，通常在第一週就會發生。

大型家禽公司把養雞的責任放在雞農身上，不但可以避免損失，也可避免政治爭議。要是發生禽流感，那是雞農老約翰的錯，和毫無心肝的企業無關，儘管在各農場之間傳播疾病的很可能就是家禽公司的卡車。而且就算是老約翰的雞死光了，每個月初還是得要償付貸款（順帶一提，如果你擔心雞糞會破壞奇沙比克灣（位於維吉尼亞東南的河口灣）的美景或汙染地下水，去和老約翰說）。

至於雞群，牠們是全體一起來，一起走。把雞送走後，你就得清理雞舍，然後重新開始。火雞則略有不同，不是同時來，同時走，一般會在養雞場養四、五個月，有些火雞先走，空出位子容納新火雞，剩下的則在原地多留一點時間，好養肥一點。

不論是哪種方式，只要家禽開始死亡，疫情開始傳播，所有的禽類就都要撲殺。接下來呢？補償、地下水和空氣品質等問題就浮上檯面。

維吉尼亞州長馬克・華納（Mark Warner）和議會代表團向聯邦農業部長安・威妮曼（Ann Veneman）請求聯邦撥款補償遭撲殺的家禽，可是這並不是因為政府失職造成人民財產的損失，這些家禽是因為生病會傳染而必須撲殺。然而聯邦農業部還是同意補償雞農三千七百萬美元，也就是遭撲殺家禽的市價，另外還加上處置和清理的費用。這些錢是用來購買雞農的合作，要他們以正確的方法處理病禽，保護整個產業。不過，要是政府老是得補償受疫情影響而損失的家庭、社區和企業，我們的全球防疫工作怎麼會有預算呢？

在中東，我們得擔心肉品公司把移工當成垃圾；在維吉尼亞，我們得憂慮家禽公司隱藏死禽或任意處置牠們。

擔心農民和農場經濟當然有其道理，但在滿足公衛要求和社區經濟需要之間該怎麼平衡，才不會讓這個產業以社會大眾為人質，說：「除非你們先給我錢，否則我們沒辦法做對的事。」這樣的賠償計畫是昂貴的合作，根本是一種收買行為。

・・・

我們的工作小組監控作業由五月二十二日展開，包括每週一次在各場所的死禽測試，每兩週一次的種禽測試，和禽隻移動前的監測。

我們最成功的一種技術叫做「桶子監測」（barrel surveillance），也就是每週一次，農夫必須把每個雞舍的十隻雞裝進他們車道上密封的桶內，然後我們會去蒐集桶子，採集雞隻氣管抽出的檢體，送進實驗室做測試。這讓我們能百分之百涵蓋所有的商用家禽，而不致耽誤養雞場的生物安全程序。

我主要負責記錄火雞農場和雞舍瀕死的所有家禽數量，整理資料，和實驗室樣本結果比對，然後把結果提交小組。聽來簡單吧？這樣做的目標是要了解每天究竟發生了什麼事。病情究竟在哪裡發生？如何傳播？我們的預防策略該如何改善？

為了了解究竟預防策略有什麼樣的效果，以便提出改善的建言，我租了車，花了幾週時間在仙納度谷附近走動，確定桶子監測發揮了作用。

我和養雞場的工作人員閒聊，建議他們該如何保護自己和家禽，也設法確定我們蒐集資料的方法適當。可是報告大半是臨時的，而我們藉由那些報告而建立的資料庫，品質還可以再提升。我們總共用了幾種主要的表格，包括調查摘要表格、雞群檢查表格、病例控制研究問卷、包括樣本表格的樣本化驗申請表、實驗室測驗表、家禽來源追蹤表，和撲殺處理病禽的總結表。另外還有清潔和消毒表、感染控制紀錄單、疫苗注射表，以及評估作業。這些表格全都只是為調查而製作。

而在總部，我的任務是要匯整這些數字，讓工作小組能看出其中意涵。我們必須了解在疫情爆發之前可能造成疾病傳播的種種作業，以及大家目前的作法。我用衛星定位系統找出這些養雞場的位置，查看這些資料，養雞場哪一天檢體呈陽性，受感染的家禽在養雞場待了多長的時間？這些家禽的來源是哪些公司——不管是火雞或雞、牠們的年紀、雞群的密度，和養雞場內雞舍的數量。此外，各養雞場的人員和貨車又是如何在養雞場之內和之間移動？這之所以重要，是因為我們認為這些貨車可能在運送途中遭到汙染。同樣重要的是，他們怎麼處理已死或將死的家禽？

有一個規定是，如果你把死禽埋在自家土地上，就必須在地契上註明這件事以及掩埋的確切地點。你還得挖掘長期監測井，以確保不會汙染地下水。不用說，這當然讓雞農大為不滿。

簡單的堆肥不可行，因為堆肥需要八週時間，會阻礙養雞場的其他作業。因此他們試行場外焚化，用密封無缺口的卡車蒐集病禽，在送往焚化的路上用二氧化碳讓牠們安樂死。（毋須一氧化碳：只要不供應氧氣，牠們就會死亡。）可是焚燒費用太高，還有煙的問題，和可怕的臭味。

到頭來，最好的處理方法就是用所謂的農用封袋，然後送到農場外的巨大掩埋場掩埋。你把死雞放進袋中，讓牠們單獨分解。這很費工，但非做不可。你還得確定車輛出入養雞場時必須噴灑消毒液。

維吉尼亞州最後一個陽性檢體是七月二日，在頭一個病例檢出後四個月，而養雞場解除檢疫的最後一個日期是十月九日。總共有一百九十七群家禽遭到感染，約占該地上千商用養雞場兩成。約有四百七十萬隻家禽因有感染風險，為掌控疫情而遭撲殺，占總數五千六百萬隻的八．四％。據估計，這次的疫情讓家禽業者損失一億兩千萬美元。

幸好在這一切過程當中，只有一名養雞場工作人員生病，呼吸道受到輕微感染，他的體內查出有一些抗體，但找不到病毒，因此難以證明他是因家禽感染，還是先前就已經受到感染。

不過我們對禽流感的憂慮絕非到此為止。

•••

二〇〇三年我擔任ＣＤＣ全球衛生中心代理副主任時，曾受邀派團隊赴歐，評估歐洲對H5N1禽流感的準備是否充足。我們要考量如何改進他們的監視系統、疾病通報和實驗室制度。

他們感到緊張不安，因為一九九七年香港爆發禽流感後，我們首度發現有和這種禽流感病毒株相關的人類疾病，而且如果有人不幸感染，死亡率極高。有一家三口赴福建染病，結果兩人死亡。

由於報告各有分歧，因此究竟是怎麼回事不得而知，不過到年中，整個亞洲都有家禽爆發疫情，只是未必被鑑識出來。十二月中，泰國一家動物園的動物吃了受感染的雞而死亡。之後沒多久，南韓也有三群雞受感染。我對候鳥遷徙的路徑做了研究，也了解了牠們移棲的模式是造成跨洲傳播的原因。

H5N1是變異迅速，持續演化的高病原性禽流感病毒株，其抗原性和內部基因組合會變化，宿主繁多，包括天鵝、鵲、鴨、鵝、鴿子和鷹，以及養雞場裡的雞和火雞。抗原漂移會迅速產生沒有多少交互保護作用的高病原性的變體。

亞洲H5N1 病毒最先是一九九六年在廣東省發現，當時有些鵝隻死亡，不過並沒有人注意，直到次年這種病毒透過香港家禽市場傳播給人類，十八人感染，其中六人死亡。

接下來八年，這種病毒都只在東南亞傳播，到二〇〇五年，它已經在越南六十四個城市和省分中感染了三十三個城市，因此撲殺了近一百二十萬隻家禽。連野鳥一起計算，禽鳥死亡總數約在一億四千萬隻。

接著由中國中部的青海湖開始，鳥類大批死亡，並且沿著野鳥飛行的途徑散布到哈薩克、蒙古和俄羅斯，再由俄國傳播到土耳其、羅馬尼亞、克羅埃西亞和科威特。

這次的禽流感疫情惡名昭彰，不但《時代》雜誌在二〇〇四和二〇〇五年拿它做封面故事——而且不只一次，而是兩次，也使得全球流感防疫大有進步。它也促成全球共同體討論難以解決的困難問題，比如如何分擔病毒的風險，如何確保醫療對策能用在原先遭感染的人口。

到二〇〇六年，禽流感成了動物之間的大流行病，在印度和北非也盛行，柬埔寨、中國大陸、寮國、奈及利亞、泰國、埃及、蘇丹、南韓、越南和印尼都有鳥類大量死亡。印尼共發生了五十五個人類病例，包括蘇門答臘一家八口死亡。世衛組織報告說，這可能是有史以來第一次有小規模禽流感人傳人的紀錄。

二〇〇八年，一名二十二歲的男子在湖南省死亡，二月間，越南北部的一名小學老師死亡，中國也有三人死亡。次月，一名婦女在埃及死亡。當年夏天，香港一個家禽攤販的家禽被查出有禽流感病毒，政府於是訂定新法規，要求所有在晚間八點尚未售出的活雞都必須宰殺。

二〇一四年，加拿大亞伯達省一名居民由北京返國後因H5N1病毒而死，這是北美因此病死亡的首例。

自二〇〇三年以來，已有六百三十八人感染H5N1禽流感，其中三百七十九人死亡。埃及、印尼和越南都有大量的病例。

教人不安的是，二〇一一年，威斯康辛大學和荷蘭鹿特丹伊拉斯姆斯大學研究人員在極度相關的實驗中，以基因工程技術加強了這個致命病毒對人類的傳染力，也讓它更容易經由飛沫傳染。儘管這些實驗有崇高的目標——為了要辨識出可能成為人類大流行病序曲的人畜共通傳染病毒遺傳標記，但它們對人類健康的風險不言可喻。這些實驗應該要有更好的規範，至少，在科學家把如何製造可殺死全球一半人口的病毒方法發表在醫學文獻之前，應該先經過審查。

• • •

二〇一五年，另一種不同的高病原性H5N2病毒造成了美國中西部的家禽大浩劫，使得各地雞蛋價格飛漲。這次的疫情是源自亞洲的單一病原H5N8病毒，接著和北美禽流感病毒基因交換，然後沿著野鳥遷徙的路徑迅速傳播。由阿肯色到北達科他和明尼蘇達的雞農和火雞農無一倖免，教人質疑工廠式農場的觀念。如泰森食品和嘉吉公司都加強安全措施，包括設置十呎高的圍籬，工人進出都必須沖澡，載運家禽的卡車也必須清洗。明尼蘇達還請了國民警衛隊協助。

總計起來，美國共有十五州四千八百萬隻家禽遭撲殺，光是在全美最大的雞蛋產地愛荷華就撲殺了近三千萬隻，處理費用為十億美元——由美國納稅人負擔。這也說明了我為什麼會致力預防，亡羊補牢的費用還是比所有的羊都跑光便宜。

這次的H5N2病毒不只造成美國中西部數百萬的家禽遭撲殺，後來也在歐洲最大的家禽產地法國造成疫情。

裂谷熱

裂谷熱是另一種由蚊子傳播的疾病，原本數世紀都只發生在特定的地域，後來卻遷移了。

聖經上提到埃及的第五災，每隔幾年就會因氣候而發生的瘟疫，說的就是裂谷熱。這種疾病會造成牲畜流產和死亡，放眼望去，田野裡和道路邊無數的動物屍體的確像末日的景象。有時它也會造成牧羊人腦部或眼睛發炎、失明，以及出血熱。

我在一九九八年有幸能赴東非和馬賽人合作。他們是肯亞南部和坦尚尼亞北部高大而自豪的戰士，習慣飲牛血（在牛血受裂谷熱病毒感染時，這可不是好主意）。我們在塞倫蓋蒂草原上漫遊，為動物和人抽血，研究這疾病傳播的範圍。馬賽兒童前來圍觀，我們就逗他們說，我們要把這些裝了血的試管帶回美國當宵夜。

許多世紀以來，裂谷熱的地域一直都局限在撒哈拉沙漠以南的非洲，可是卻在一九七七至七八年間一躍而至北非的埃及，當時估計有二十萬人受到感染。

到二〇〇〇年，這種病毒再度傳播，在紅海南方，阿拉伯海岸平原的帖哈麥找到合適的病媒，並且蔓延到葉門。這次的疫情起初遭誤診為黃熱病，期間我們也陷身常見的動物健康和人類健康政治角力。不過在我們和世衛組織與衛生部合作，積極防治數個月之後，疫情終獲控制。在我離開時，獲得衛生部長致贈一把壓克力製的斬首用劍！

二十一世紀由蚊子傳播而大幅擴張範圍，在南北美洲出現的疾病包括登革熱、曲弓熱（造成關節炎和發燒），以及茲卡病毒（輕微發燒疾病，但孕婦可能會生出小頭症嬰兒，頭部異常小，兒童發育受嚴重影響）。

嚙齒類、鳥類、蝙蝠、蚊子和壁虱等，都可以把疾病帶到新地方，如果有移動的傳染窩或病媒，微生物自然會受惠，但微生物也可以由人帶到新地點，再於當地昆蟲或其他動物身上建立陣營，開始在新地區大展身手。這一切都不需要護照，因此保護人類免於這許多新興疾病需要以全球為考量。儘管所有的政治都有地域性，公共衛生的努力依舊必須放眼全球。

7.香港京華國際酒店
席捲全球的SARS恐慌

所有醫護工作者不是病了就是瀕死，使得原該求醫的人心生恐懼。顯然這個病毒能夠輕易地由人傳給人，至少就有一名計程車司機在載送病人時遭感染。還有一個市場必須關閉，這是這波疫情最黑暗的時刻。

綠水青山枉自多，華佗無奈小蟲何！
千村薜荔人遺矢，萬戶蕭疏鬼唱歌。
坐地日行八萬裏，巡天遙看一千河。
牛郎欲問瘟神事，一樣悲歡逐逝波。

——毛澤東，〈送瘟神〉

疫情調查宛如拼拼圖，或者該說是十幅拼圖混在一起，有些拼片放在好幾個地方都合適，有些拼片則不知去向。你要解開的拼圖成品應該是什麼模樣，你可能從沒見過；而在你拼湊過程中，人們也可能不斷地致病致死，直到你完成一切。時鐘滴答作響，祝你好運。

根據正式的紀錄，肆虐亞洲，掃過北美的嚴重急性呼吸道症候群（severe acute respiratory syndrome, SARS）登記在案的第一個病例發生在中國廣東省，那是二〇〇二年十一月中，病人是農民，在佛山市第一人民醫院治療後旋即死亡。[1]

最先把這名農民的死因和當月後來出現的趨勢聯想在一起的，是加拿大的衛生情報監視系統「全球公共衛生情報網」，這種採用多種語言的網際網路監視系統是世衛組織全球疫情警報和應變網路的一部分。系統由廣東報紙上搜尋到「異常呼吸疾病疫情」的報導，然後把分析送往世衛組織，只是報告是用中文撰寫，而且只有一小段譯為英文，一直到一月底才有英文版，儘管如此，這個人口達十三億的國家每天有多種警報，這次「異常」的爆發，不過是其中之一而已。

中國官方也諱莫如深。根據他們的傳染病防治法，這樣的疾病應列為各省機密，直到「由衛生部或由衛生部授權的機構宣布為止」。官方封鎖了這樣的新聞，更糟的是他們不了解疫情的規模，未能做徹底的調查。

一直到二月十日，中共才全盤托出，向世衛組織報告共有三〇五個病例（包括一〇五名醫護人員在內），五人死亡，全都和同一定義模糊的怪病——非典型肺炎相關；不過也沒有人能確定，因為沒有人能指出他們所面對的究竟是什麼疾病。

二月初，「致命流感」的消息就透過手機簡訊在廣東流傳，當地媒體為安撫人心，承認有這個疾病，並列出所謂的「預防措施」，比如用醋燻的方法來消毒空氣。居民都趕去藥房，把貨架上的抗生素、流感藥物和醋搶購一空。

---

1 也有資料說第一例報告病例的患者是於二〇〇二年十二月十五日在河源市發現患病的黃杏初。二〇〇三年一月十日，黃杏初康復出院，後被認定為中國首例非典型肺炎報告病例。

當月稍晚，官員說廣東省的疫情已達高峰，即將減緩，結果只是一廂情願。他們說這個病可能只是黴漿菌之類常見的細菌感染，沒什麼大不了，沒想到不久之後，又有八百零六個病例，三十四人死亡。

• • •

只有在事後回顧起來，才看得出這次的疫情和即將來臨的風暴相關。二月十九日，香港出現H5N1的禽流感群聚，病毒源自一名住院的九歲兒童，其父親和姊姊剛因不明原因死亡。這些病例值得注意，因為他們代表感染了人畜共通的傳染病病毒，但和更大規模的疫情並不相關。只是，這的確讓公衛圈至少暫時被誤導，以為發生新的流感大流行。

接著在二月二十一日，曾在廣東治療SARS病例的六十四歲中國醫師劉劍倫抵香港參加外甥的婚禮，住進九龍京華國際酒店九一一號房。儘管他的呼吸道症狀已經出現一週以上，他卻覺得自己很健康，可以和妹夫一起旅遊、購物、觀光。二月二十二日，他赴廣華醫院求診，住進加護病房。他告訴醫師說，他很可能遭到自己在廣東救治的疾病感染，恐怕無法倖存。

長住上海的四十七歲華裔美籍商人陳強尼正巧當時也住在京華國際酒店九樓，就在劉醫師房間對面。他在二十三日前往上海和澳門，之後搭機往越南。二月二十六日他開始發病，住進河內法國醫院，由世衛組織的傳染病專家卡羅・歐巴尼（Carlo Urbani）診治，他也是頭一位看出這個病並非流感或單純肺炎的醫師，並把這非典型的呼吸道疾病通報世衛組織，並敦促越南官員篩檢搭機抵達的乘客。

在香港，也有更多人赴威爾斯親王醫院求診，其中許多是醫護人員，他們都出現同樣的症狀：呼吸窘迫、發燒，胸部X光異常。他們的肺裡都是液體，意即空氣無法進入肺泡——實際交換氧氣的小囊泡。

更糟的是，這種疾病不像伊波拉病毒那樣一開始就很明顯，也不需要親密接觸就能傳播。即使感染者的病毒已潛伏或散播，依舊看不出什麼症狀，住進旅館的劉劍倫，或是搭機四處旅行的陳強尼都是如此。因此亞洲各地陸續有許多人出現發燒、乾咳、肌肉疼痛、血小板和白血球數量降低，到最後發展為雙側肺炎。

這些症狀的嚴重性，以及有醫護人員受到感染，讓全球衛生官員感到震驚，擔心會出現另一種新興肺炎流行病，不過這些病例是否互有關聯還不得而知。

此時在香港已有四個醫院五十三名病人出現病徵，其中三十七人肺炎。病人接受抗病毒藥物Ribavirin和類固醇治療，但醫護人員、病人家屬和其他醫院訪客依舊出現二次傳播。新加坡和台灣，甚至遠至加拿大多倫多也有出現病例的傳言。

一週後，陳強尼戴著呼吸器被送返香港。他在河內治療時期照顧他的七名醫護人員也出現症狀，至少三十八名醫療工作者受到感染。

三月一日，劉醫師五十三歲的妹夫也住進香港廣華醫院，同一日，曾赴香港和廣東兩地的台商返回台灣，疫情也隨之傳播。最先把疫情由廣東帶到香港的源頭病人劉醫師在三月四日不治，同一天，和劉醫師同時期住在京華酒店九樓的二十七歲男子也住進威爾斯親王醫院。至少有九十九位醫院員工（包括十七名醫科學生）在治療他時遭到感染。顯然至今依舊沒有人採取保護醫療人員最基本的預防措施——戴口罩、勤洗手。

三月十一日，最先警覺到這種新病原體的世衛組織傳染病專家歐巴尼醫師赴曼谷參加醫學會議，他病了，在抵達曼谷時，他告訴來接機的朋友不要碰他，趕緊叫救護車送他就醫。他被送進加護病房隔離，由當地新興感染計畫負責人，CDC的史考特．杜威爾（Scott Dowell）醫師診治。杜威爾醫師採集了檢體，包括鼻咽拭子、血液和血清，把它們送往CDC總部。

三月十二日，世衛組織發布了全球警報。後來多倫多、渥太華、舊金山、烏蘭巴托、馬尼拉和新加坡，以及中國境內各地包括吉林、河北、湖北、陝西、江蘇、山西、天津和內蒙，全都出現類似的疫情。

就在十二日當天，CDC在亞特蘭大總部也發布了自己的疫情警報。CDC流感小組主任南西・考克斯（Nancy Cox）找我談話，她先前曾隔離出在香港造成二死的H5N1禽流感病毒，因此來自香港和世衛組織的官員都會去向她求教。一般醫師看到有發燒和嚴重呼吸道症狀的傳染病人，通常想到的就是流感。考克斯醫師是我初出茅廬時的良師，她知道我對鑽研異國流行病很有興趣。

考克斯醫師先向我簡報了劉醫師和其他病例，我們不免疑心兩者之間有關聯，可是沒有實驗室的診斷，我們知道的只是有一些呼吸迅速衰竭的重病病人，他們都去過遠東，可能已死亡，也可能還沒死亡。

住在劉醫師對面的陳強尼在河內經歐巴尼醫師治療後，於三月十三日不治。兩週後，歐巴尼醫師在曼谷死亡。京華酒店九樓的另外七名房客，總共十六名房客都受傳染。最後總計起來，香港病例約有八成都可以追蹤到劉醫師身上，他正是我先前在說明伊波拉病毒時所提到「超級傳播者」的最佳範例。

三月十四日，由香港赴北京的中國國際航空一一二班機上，共有十三名乘客受到感染。此後機上疫情不斷，眾多機組人員受到感染，使得空中旅行差點關閉。次日，世衛組織的海曼醫師甚至發布罕見的旅遊建議，引起全球回應，提醒某些國家必須誠實報告境內的情況。這種言所應言，不顧世衛組織風向的作法，是這波疫情中最有勇氣也是最關鍵的公衛決策，很可能防止了疾病在醫院外的社群中傳播。

海曼醫師也以這個病的徵候為主，為這個怪病取了名字——嚴重急性呼吸道症候群（SARS），稱之為「舉世健康威脅」。

兩天後，我們取得河內法國醫院的報告：三十一名病人，三個接了呼吸器，一人死亡。河內的白梅醫院有十二個病人，沒有人用呼吸器，一人死亡。第二家醫院發生的疫情似乎和我們在別處看到的不一樣，因為許多受感染的病人在用抗生素和類固醇治療後，病情有了進步。但在有種種未知的疫情混沌中，聽到各種似曾相識的怪病和死亡病例，也是很自然的事。

我們在CDC要不斷地自問：為什麼有些人會因某個疾病而死，其他人卻能復元？我們怎能知道某些病例其實根本是同一種疾病？哪些人是超級傳播者？為什麼他們是，而其他人不是？

臨床特徵告訴你的只有這麼多，因此除非有實驗結果，否則我們永遠不確定看到的代表什麼。發燒、頭痛、流感——全球每天成千上萬人都有這些症狀，只是大部分都不會突然死亡，也不會把疾病傳染給照顧他們的人。

三月十六日，在亞特蘭大總部，我們在緊急應變中心和CDC當時的主任茱莉・葛柏汀（Julie Gerberding）開會，這個怪病已經逐漸逼近我們。加拿大「防疫一體」的醫護人員已經病倒，發燒咳嗽，不過肺部X光還正常。可是我們又有另一個可疑的病患，他去過香港和馬來西亞之後發病就醫，這回他可不是在亞洲，而是在維吉尼亞州的維吉尼亞灘。通常這時候就是驚恐四處蔓延的時機，因為疫情似乎抵達美國本土。這並不是因為美國人不管其他國家的死活，只關心我們自己的健康，而是因為如果有疾病能衝破我們在公衛領域中布下的天羅地網防線，那麼它一定很厲害。

然而事實是，我們的傳染防治並沒有比香港、中國、越南、新加坡或加拿大先進醫院所做的更好。美國只是運氣好，沒碰上超級傳播者入境。在醫療環境中，我們依舊有個別感染的例子，比如醫護人員用了受汙染的藥物，或是重複使用未經適當消毒的內視鏡，這讓我們和非洲最原始的醫院一樣脆弱。因為血液、尿道、外科傷口和肺部造成的感染或許遠不如SARS或伊波拉病毒那般引人矚目，但卻同樣致命。

幸好維吉尼亞這個疑似病例只帶來了約十二通電話。這是好消息，因為這意味著情況尚未完全瘋狂。

次日早上，我們和維吉尼亞市、郡和州的衛生單位開會，不過這次是國家層級的應變，我們得組織隊伍，協助地方調查。我們得把所有病例和他們接觸的人擬出條列清單，發表清楚的說明，協助醫師找出疑似病例；等到找出病原後，必須訂定實驗室測試，然後透過實驗室反應網絡分發給各州。CDC將會推出數十種指引文件，涵蓋可能的治療法、醫院中的預防控制作業，以及機場篩檢程序。這一切還是得偏勞地方和州政府，把CDC的指導化為種種政策和作法，保護當地社區。

・・・

三月十七日，由十一個實驗室組成的國際網路成立，要確定疫情的原因，開發可能的治療方法。CDC做了第一次疫情簡報，表示美國境內正在調查十四個可疑的病例。

次日，我們和一位成了全球衛生警報對象的醫師舉行實驗室電話會議。他在新加坡治療一名病人，然後到美國開會，在美國發病，可是依舊獲准旅行。接著他飛往德國，在那裡遭到隔離，他們在馬堡採取了他的檢體，用電子顯微鏡觀察後，認為或許這是一種副流感病毒，和流感病毒非常接近，卻又不完全一樣。

我們取得了杜威爾由曼谷送來的歐巴尼醫師檢體，其中一個喉嚨拭子測出會造成胃腸感染的小RNA病毒。我們繼續尋找鼻病毒、亨尼帕病毒、副黏液病毒、衣原體、黴漿菌、軍團菌、呼吸道合胞病毒、皰疹病毒、流感、立克次體、出血熱、人類皰疹病毒，包羅萬象，應有盡有。我們可以用來縮小搜尋範圍的唯一方法，就是把焦點集中在已經死亡的病人身上，但在此時這種作法並沒有多少幫助。

當晚我們的實驗室已經排除人類皰疹病毒及其他一些感染，但此時又有二十個新檢體由多倫多送來，因此我們又重複一次同樣的過程。

三月二十日，世衛組織報告說，越南和香港的幾家醫院只剩一半的員工上班，許多員工因為怕遭感染而待在家裡。世衛組織擔憂病人的照顧若達不到標準，可能會加速傳播。

此時，四名在三月十五日搭乘中國國際航空一一二號往北京班機的四名台灣人據信已罹病，他們在北京就已出現症狀，但他們又返回台灣。香港當局開始追蹤同一班機上所有的乘客和組員，即三月二十一日北京赴香港的中國國航一一一號班機，或者同日香港赴台北的國泰五一〇號班機。

我們實驗室的人員認為他們可以由檢體分離出一個病毒粒子，並以聚合酶連鎖反應（簡稱PCR）處理。這是一種分子生物技術，可以擴大單一或數個DNA拷貝，橫跨數個數量級，為特定的DNA序列創造成千上萬甚或數百萬的拷貝。這不是細胞培養，而是影印機。

所謂細胞培養，就是放進一些細胞，等它們成長。但是PCR不同，是複製再複製再複製，直到數量足以讓你能在凝膠上看到亮帶，或者可以把它放進探針檢視。在複製時，你所用的化學試劑必須和你想要複製的目標很相近，它們被稱為「退化性引子」（degenerate primers），會抓住目標物並複製。

在我們面前的資料數量龐大，其中大半都與我們要追尋的答案完全不相干，因此我們創造出一個標準，為病患分級，確定他們是否我們要找的病例。我們列了五級臨床參考標準，認為只要全部符合，就是我們要的病例。可是有幾個雖然全都符合，卻並非我們要的目標。因此我們依舊在黑暗中摸索，這時候最糟的就是做假設，因為你可能會出錯：以為找到了目標，因此走上其中某一條路，卻忽略了其他的路。而它的確也教人迷惑。這一切都發生在最糟的情況下——迅速傳播的致命疾病，肆虐全球。

死亡是嚴重的後果，因此媒體非常迅速地報導了醫院裡神秘死亡的病例，然而更困難的是注意到沒那麼驚悚的病例，因此我們疾病偵探這一行才要花這麼多時間搜尋社交媒體和網路，希望能盡快找到新疫情的線索。這就是全球公共衛生情報網、ProMed全球電子新興傳染病疫情通報系統、HealthMap 全球疾病警報地圖和龍火行動（Operation Dragon Fire）等疫情監視系統設立的基本想法。

你得運用各種可能取得的工具，然後才能派人去蒐集更多更清楚的資訊，因此CDC在全美各地和全球各主要地區都派駐了公衛人員，和當地衛生單位合作。在資料相當透明的美國，這些人員可以及早在醫院藥房和診所搜尋早期的警告訊號，但在海外就困難得多，尤其有些地方官員竭盡所能隱瞞事實，或者根本沒有適當的制度，此時你就得向任何人蒐集任何點點滴滴可得的資訊，也可以說，你得要靠病人治療地點的醫務人員包打聽的能力，以及病歷的紀錄和分享。那就是頓悟發生的時刻。你會發現：「哦，那人的女兒生了病，這個病人則和她在同一大樓同一層樓工作。這恐怕不是巧合。」否則CDC、世衛組織和其他衛生組織能做的有限，這也是為什麼我們對資料會有近乎宗教般的迷戀。

我們面對的顯然是一種肺部感染，會造成肺水腫和肺炎。肺部滲出液體時，你得測量擴散容量，也就是氧氣通過過肺泡進入血液的能力。

檢視胸部X光時，你會看到左右兩大片黑色輪廓，如果肺葉的氣囊裡充滿了膿，兩大葉就不再是黑色；因為這些氣囊，也就是肺泡，裡面都是膿汁，X光照出來就變得比較白。如果有病毒感染引起肺炎，通常在開始的時候，感染不是發生在肺泡，而是在周遭的細胞。所有的空間都是感染的細胞和膿，X光看起來就是斑點。不過到最後，都會發展為急性呼吸窘迫症候群，肺泡和周遭細胞看來都一樣。

在亞特蘭大總部，我負責流行病應變，要把所有資料彙整在一起，拼出完整的拚圖。因此CDC提出的第一個報告中，把廣大的疫情和京華飯店連結在一起，並指出劉醫師是「超級傳播者」。不過為了避免引起恐慌，所以我被禁止使用這個詞。

我們用全球各地疾病偵探辛勤工作蒐集而來的資料畫出圖表，接著再畫出各國的指標病例，然後在被認為已經遭受感染的地點畫一條線。所有的線都在香港聚合，而且更準確地說，都在京華飯店！在這個例子，一幅圖勝過千言萬語。

在這個重要關頭，我們和國家傳染病中心的休斯主任開了秘密會議，他提出大家心裡都在想的問題：「這會不會是生物恐攻？」

這時華府的炭疽菌攻擊才剛過一年半，而且正是美國二度攻打伊拉克之時。布希政府幾個月來一直都在激起恐懼心理，指控海珊擁有大規模的毀滅性武器，其中也包括生物武器。CDC當時也憂心這種威脅，每週都要報告民間醫護人員和公衛工作者接種天花疫苗的人數，同時也包括產生副作用者的人數。

由恐怖分子的觀點，香港的疫情是世界末日的最佳背景。人來人往國際旅館裡的房客受到感染，他們登上飛機飛往世界各地。這些微生物可以在七十二小時之內，傳播到地球上任何地方。這個時間比大部分疾病的潛伏期都短，因此當這些人抵達目的地時，依舊外表健康，感覺正常，不知道自己身上帶著致命的傳染病。政府雖然會在機場檢查旅客是否帶有武器，偶爾也會篩檢病人，但卻無法篩檢我們身上或環境中的微生物，更不會檢查旅館或購物中心。

此時我們依舊不知道是否見過造成疫情的這種疾病。這和再度發生伊波拉疫情不同，因為關於伊波拉，你知道對手是什麼，而這回我們卻如墜五里霧中。

三月二十七日，香港宣布暫時關閉所有教育機構。新加坡教育部也宣布所有中小學和專科學校全部停課。

世衛組織針對此疫情的第一次電話會議在三月二十八日舉行，包括中國在內的各國公衛官員。廣東共有七百九十二個病例，北京有十個，上海也有一些，而中國這些病例中，有二五％都是醫護人員。

我們也接獲越南的現況報告：情況穩定，共有九十個病例，二十三人出院。但這些無症狀的感染意味著病人受到典型疾病的傳染，我們卻無法確定是由誰傳染，也不能確定他們的感染和這次的疫情是否有關。不過接觸病原體的人中約有五成受到感染，這的確很糟糕。

到現在，香港已經有三百七十個病例，十一人死亡，受感染的人中有一百四十九名是醫護人員，傳染對象包括家人、探病的訪客和其他接觸者。滾石合唱團為這波疫情取消了在香港的兩場演唱會。

三月三十日，港府把淘大花園公寓E座隔離十天，光是這棟大樓就有兩百多個病例，由於健康風險高，所以居民一律強制遷進鯉魚門度假村和麥理浩夫人度假村隔離。大部分的病例都是面向西北共用汙水管的單位。政府官員說，病毒是由一名腎臟病患帶來，他由威爾斯親王醫院出院後，來此探訪住在七樓的哥哥，結果哥哥遭傳染，病毒沿著水管散播，顯然是透過乾涸的U形彎管，經由海風吹進了公寓陽台和樓梯井的通風系統。如今陽台已經封閉，由警察看守。原本已經證明病毒可由飛沫傳染，不過香港的病例又教人懷疑是否可能透過空氣傳播。不論如何，預防措施的標準作業並沒有發生效果。

很幸運的是，當時香港的衛生署長是陳馮富珍，十二年後她在伊波拉病毒危機之時，擔任世衛組織總幹事。她立即同意召請其他傳染病的專家，在中國大陸前一年秋天發生首批病例卻遲疑不決之後，當然需要這樣做。到最後，中國衛生部長和北京市長都因處理疫情不當而遭撤職。

四月一日，美國政府由香港和廣州領事館召回所有非必要人員。世衛組織和美國政府都建議美國公民不要到這些地區旅行。

四月二日，中國醫療官員終於改絃更張，開始比較正確地報告疫情狀況。廣東省共有三百六十一個新病例，又有九人死亡，北京和上海也有病例。中國政府容許國際官員前往調查，儘管如此，調查團隊依舊受到嚴格限制。抵達後八天才准赴廣東，直到四月九日才獲准檢視北京的軍醫院。

四月六日，馬尼拉出現一個病例：一名剛由香港返回菲律賓的民眾受感染。

四月九日，在深圳職業技術學院執教的美國摩門教徒詹姆斯·薩利斯貝瑞（James Salisbury）於香港北區醫院不治，約在一個月前，他被診斷出「肺炎」。他當時六歲大的兒子也染病，但逃過一死。這個病例倍受矚目，也使得中共官員較為透明。

四月十一日，世衛組織更新了全球衛生警告，再次證實這個疾病是由空中旅遊傳播全球，國泰航空為此差點破產。

• • •

在發布警報後前一日，我離開亞特蘭大，花了二十四小時飛往新加坡，擔任世衛組織顧問。這次的邀請是由新加坡地方公衛鬥士林愛意醫師促成，她是新加坡總醫院病理科病毒實驗室主任兼資深顧問。

我一下機立刻開始開會，沒有睡覺，沒有洗澡，馬上就得到許多新加坡當地的新資訊，和對全球狀況的許多疑問。我對這次的疫情一直採取宏觀的視野，而新加坡此地的人則是採用微觀的角度。一如以往，問題在於，我們能互相由對方學到什麼？

新加坡是個奇特的地方，是獨立的國家，卻沒有多少建立起一個國家的資源。沒有共同的族裔、語言或文化，也沒有多少土地，但卻有五百六十萬人在這裡生活，華裔、馬來裔和印度裔密切生活在一起，有時不免會有衝突。評者說，新加坡人迷戀五個C：現金（cash）、樓房（condo）、汽車（car）、信用卡（credit card）和鄉村俱樂部（country club）。我常說，它是舉世最好的購物商場。

新加坡的舒適和自得來自於靠著傑出的治理，在破紀錄的時間內，由第三世界國家一躍而為經濟強權。這個國家能在一個世代之間完成這樣的轉變，是拜李光耀的領導之賜，不過所付出的代價就是壓抑某些自由。自一九五九年新加坡脫離英國統治之後，它就以「軟獨裁」繁榮發展，政府要求全國沖馬桶、不吐痰，不嚼口香糖，違者鞭刑伺候，因此上了新聞。這個國家為了挽救生育率下降，設立全國紅娘機構，為國民安排終身大事，尤其以富裕的華人為目標。這位長久以來一直擔任總理的強人為了阻止批評，告了許多人誹謗，連外國媒體也包括在內。因此這個地方絕不會忍受惡名流傳，尤其是把新加坡忙碌的商業地段化為鬼域的致命疫情報導。

我和世衛組織以及本地衛生單位的官員會面，忙得連水都來不及喝，只能由消防水管汲水而飲，一邊聽取所有的資料，一邊匆匆寫下筆記，只能希望等一下還能知道自己寫的是什麼。在疫情結束之後，對於究竟發生了什麼情況，我們會有清楚的脈絡可循，可是當你置身其中，尤其是在剛剛抵達現場時，根本就沒有絲毫線索。

新加坡當然大感恐慌，而由於此時沒有外地遊客想來這個島，因此麗池酒店的房價降到了美國政府公帳可以報銷的水準，我也終於有那麼一次可以開個洋葷，住在非常舒適的旅館裡。不過此病的第一批病人就是在非常舒適的旅館裡受到感染，因此住歸住，我心裡還是毛毛的。

新加坡有精英領導，十分富足，有優異的公衛系統，我接觸到的醫界人員大半是在全球頂尖大學受過高等教育的華裔人士，他們的英文比我還要流利。

他們向我說明，新加坡總醫院的第一個病人是在三月十日，因革蘭氏陰性敗血症入院，這代表他血液感染。但他先前是在陳篤生醫院診治，在那裡受到感染，引起併發症，接著到新加坡總醫院求診。由於他有冠狀動脈疾病和糖尿病史，因此住進冠狀動脈加護中心，結果馬上感染了其他所有的人。這些眾所矚目的群聚病例讓當局立刻注意到疫情，追蹤之下發現陳篤生醫院也有先前遭忽略的疫情發展，是由三名新加坡空服員所引發。她們到香港度假，住在京華飯店。這三人都因非典型肺炎而住院，其中一人成了另一名超級傳播者，也幾乎是所有新加坡感染病例的源頭。

當地官員逐漸明白這並不是他們所預期的疫情，他們原以為疫情的開始，是有病人來自中國大陸，發燒、咳嗽，胸部X光急遽惡化，病人可能存活或死亡，在此同時感染了一些醫護人員，最後成功抑制疫情。

可是現在發生的卻是，在醫療保健系統中已經出現了疫情。傳播者不只傳染給醫護人員，也傳給其他病人，甚至探病的訪客。

因此我才派上用場：因為疾病出人意表，不按牌理出牌。好了，現在的問題是，我們該怎麼制伏它？

頭腦要保持清明，很重要的一環是需要過濾資訊；如果你不過濾掉不相干的細節，就會精神分裂。上千個聲音把上千資料或拼圖片扔到你身上，有些沒意義，有些則很明顯，但你不知道哪個是哪個。

我們必須建立參照點和定義，讓我們知道該監看誰，因此我們把病例分為三組，有的是觀察組，另外還有可疑案例，其中我們再把可疑案例分為兩個小組：可能，或不可能——如果只有發燒，就是「可疑但不可能」，如果有接觸和臨床病史，就是「可疑且可能」。

若以不同的標準衡量，現階段就有六個外來的病例，包括另外三名住過京華酒店的旅客，和兩個不相干的兩人團體。接著還有超級傳播者的謎待解。典型的病例只傳染另一名病人，但超級傳播者卻會傳染給數十人。

所有的醫護工作者不是病了就是瀕死，使得原該求醫的人心生恐懼，根本不敢上醫院。顯然這個病毒能夠輕易地由一個人傳給另一個人，至少就有一名計程車司機在載送病人的短短時間內遭感染。還有一個市場必須關閉，因為許多病例都是在那裡受到感染。這是這波疫情最黑暗的時刻，我們得考慮毫無規則可循全面傳染的風險。

新加坡衛生部在他們的總部幫我找了辦公的地方，我和流行病學兼疾病控制司長周書凱（譯音，Suok Kai Chow）一起工作，他非常聰明，思慮周到，而且在這一切混亂之中依舊保持沉著鎮定。

只可惜並不是人人的反應都如此。

新加坡總醫院有一位胃腸科醫師發病了，病房裡所有護士都十分惶恐，他們會不會也接觸了病毒？於是大家火速去翻查病歷，要確定他究竟是哪一天開始發燒，誰又曾和他在一起。

這位醫師曾為兩名病人做過胃鏡檢查，而這兩個病人先前也都在陳篤生醫院做過治療。他們來新加坡總醫院求診之後好幾天，總醫院的人員才想到，「且慢，我們得把他們隔離，他們說不定罹患了SARS。」

後來陳篤生醫院放射科有四名員工病毒測試呈陽性，接著病毒科又有一群人發病，包括一名護士在內，於是大家開始恐慌。我的天哪！這些放射科人員接觸了五千七百五十八名病人！這些人現在到哪裡去了？怎麼可能一個個追蹤，把他們全都找出來？

那樣做是頭痛醫頭，腳痛醫腳的辦法。我們採取的作法則是隔離醫護人員、住院醫師和醫科學生，並且注意他們的情況。為求簡單，小組決定把所有可疑的案例都隔離在同一單位，只有即將臨盆的孕婦例外。

我們身處致命的疫情當中，想要知道它是如何又為什麼傳播得這麼快，我們同時也承受了莫大的壓力要找出答案。不過醫療人員比其他人鎮定，主要是因為溝通較良好。在台灣，大批醫護人員辭職，有數千病人、醫院員工和訪客被迫關在（和平）醫院禁止出入，而隔離衣和口罩也短缺，無人負責。最高主管機關衛生署署長後來也因為處理不當而下台。

四月十二日，加拿大卑詩省麥可・史密斯基因組科學中心的馬可・馬拉（Marco Marra）及同僚和CDC的病毒學家合作，宣布破解了傳染病原的基因碼。他們根據其形狀和分子大小，認定這是一種冠狀病毒：在電子顯微鏡下，四個檢體全部都是二十四納米，而且病毒都是圓形的。冠狀病毒通常會使豬和雞致病，人類有一種像感冒的疾病也和它們有關，但依舊有一些矛盾的報導說，SARS是由一種間質肺炎病毒所導致。不過，荷蘭伊拉斯姆斯大學的科學家把檢體注入獼猴體內，證實病原體的確是冠狀病毒的亞科。雖然知道這點也沒什麼用，不過至少我們明白面對的是什麼。

十六日，世衛組織發布新聞稿說，這種新的冠狀病毒是造成SARS大流行病的元凶。我們不必再揣測哪些人是病人，而能夠做特定的實驗室診斷，並以這些證實的病例和傳播模式更新我們的預防策略。

在醫院裡，我們恢復一九八〇年代的服藥方式，意思就是不再有四或六名醫護人員一再檢查每一位病人。為了大家好，最好是限制醫院人員與病人的接觸。

我們成立了六個醫院應變小組，包括醫師、傳染病防治人員、環境衛生人員和稱作Link的電腦程式，能夠為諸多病人找出共同的接觸者。此外我們還有八個追蹤接觸者的團隊。

我們為已確診罹患SARS的病人提出新的諮詢和保健衛生預防，也對醫院提出疑似病患出院應採措施的建議。我們必須確定出院的人回家後不會再傳播疾病。死者亦然，我們採用雙重屍袋送屍體去火化，正如在處理伊波拉病情時一樣。雖然很難說服家屬把他們摯愛的家人放在相當於重量級拉鍊袋裡焚化，可是疾病的恐懼舖天蓋地，他們只能認命接受。死者家屬願意合作，對疾病停止傳染有莫大的助益。我來到新加坡的第二天，拜訪了美國大使館，想要教導外交人員關於傳染性、患病率和潛伏期長短這方面的資訊。不過他們問到了我自己的感染風險。

其實我在病房的時間很少，不過既然這種病是在你知道自己染病前就可能已遭感染，且能感染他人，因此總有風險。我遵守所有的監視程序，一方面是以身作則，一方面也是保護他人。但在此之外，我盡量讓自己忙碌不堪，好忘掉我可能罹患此疾，病發身亡的可能。要是我每天晚上在房間一隅檢視風險紀錄，製作自己的流行病模式，對公共衛生也不會有什麼貢獻。不過，在得知計程車司機和市場的人染病之後，我打電話給太太，教她放下一切，趕緊準備三個月分量的食物、飲水和其他必需品，好在SARS進入美國時能派上用場。足見我發現這種病有多麼可怕。

只是恐懼遠遠不如保持開放的心態有用。就算你開始把所有的碎片拼湊在一起，找到看來有希望的路，還是要一再自問，我們忽略了什麼？有其他可能的闡釋嗎？還有其他事正在發生嗎？

多年後的現在，即使看到如今已經熟悉的疫情發生第三、第四，甚或第五次爆發時，保持開放的心態依舊同樣重要。你告訴年輕人，「站到旁邊去，我知道怎麼處理這個。」但你可能大錯特錯，而在最糟的情況下，你甚至可能以死亡告終。

最後，我們靠的是已經過時五百年的醫學工具：檢疫。在鼠疫流行的時代，隔離病人是最先進的醫學作法，如今大部分的醫學社群卻不再這樣做了，因為這種作法看來既沒技術又沒效率，更不用說這樣做會引起被隔離者的不滿，造成混亂。

不過如今可以把連接網際網路的錄影鏡頭裝在被隔離者的家裡，一天三次去電監視，被隔離的人必須在家接電話，打開鏡頭才行。這樣就好了。

新加坡政府讓這樣的作法發揮效果，而且他們運用流行病學的資料，非常精確地找出真正高風險的人，使受限制的人數量減少。他們也確定受隔離的人能享有各種服務，讓他們不會挨餓，也依舊能按時支付自己的帳單。（多倫多的社區則極有公德心，成千上萬的人自動在家隔離檢疫達十天之久，毋須強迫驅策。）

不過這樣做需要仰賴地方上的規範。如果你教導社會大眾傳染的風險和檢疫的重要，通常他們都會合作。新加坡讓這個方法生效，一方面是因為羞辱遭隔離卻在酒館被抓的人，一方面也是訴諸人民對公民義務的意識。副總理李顯龍在勞動節演講中，以典型的新加坡直率風格，警告民眾不要相信飲酒、吸菸（！）或不吃豬肉等偏方。在謠言迫使一家購物中心關閉之後，他用該國的電信法，對以社交媒體散布謠言的人處以一萬新元的罰款。

・・・

五月下旬，對於ＳＡＲＳ究竟由何處開始，我們終於有了線索。由廣東市場上販售的野味中發現，可以由白鼻心身上隔離出ＳＡＲＳ冠狀病毒，儘管這種動物未必會顯現臨床症狀。上萬隻白鼻心因此遭到撲殺。後來也可以在貉、鼬獾和家貓身上發現同樣的病毒。

到二〇〇五年，有兩項研究在中國蝙蝠身上發現許多像ＳＡＲＳ的冠狀病毒，可能就是牠們感染了中國活畜市場的動物。

要是這一切聽來有點熟悉，甚至連醫護人員也很類似，那可能是因為導演史蒂芬・索德柏（Steven Soderbergh）在他的電影《全境擴散》中，大量採用了ＳＡＲＳ疫情的材料，只可惜少了法國女星瑪莉詠・柯蒂亞。

控制

四月二十四日，香港政府宣布撥款一百一十八億港幣，為大受打擊的觀光、娛樂、零售和餐飲服務等行業紓困。不過一直到六月，香港才由世衛組織「災區」名單上除名。

那一週，北京因SARS而死亡的人數依舊增加，中國大陸當局全境依舊關閉電影院、舞廳和其他娛樂場所。有些政府部會和大型國營銀行都以最少的人員運作，不過到頭來，就連他們也控制了疫情。不只是衛生保健工作人員，而且連北京高層，包括最高層的政治領導人物都挑起責任，提供豐富的資源。這次的疫情使得各地蓋了許多新醫院，公衛和疾病監視系統也改頭換面。中國政府如今成了傳染病疫情爆發時保持透明的全球模範，也是全球應變的重要成員。

四月二十八日，世衛組織宣布越南疫情已經結束，因為二十天來已經沒有新的病例。他們關閉了法國醫院，現在的問題是如何收拾善後，讓醫院重新開門。四月三十日，世衛組織取消赴多倫多的SARS旅遊警告。三天後，在日內瓦世衛組織年會上，香港也要求取消該地的旅遊警告。世衛組織起先拒絕，不過重計住院SARS病患的人數之後，他們的態度緩和了，因為自該處三月疫情爆發以來，頭一次沒有新病例發生。不過在此同時，卻又有一連串約二十個可疑的病例在多倫多出現，還有五千餘名加拿大人還在隔離。

五月三十一日，新加坡由世衛組織疫區名單上除名，我也飛回亞特蘭大。接下來幾年，我接到許多來自新加坡的信件，甚至還有一位女士讀到我工作的報導，認定我就是她在夢中所見的使者，因此前來亞特蘭大拜訪我，教我對這個城市國家記憶猶新。終結新加坡的疫情並沒有什麼超自然的神奇之處，相反地，這是我所經歷過最佳疫情管理的結果。

六月二十三日，香港由世衛組織疫區名單上除名，疫區只剩多倫多、北京和台灣。七月五日，世衛組織把台灣由名單上除名——已經有二十天沒有新的病例，雖然還有約兩百人因為SARS仍在診治當中。

二〇〇三年七月九日，世衛組織宣布疫情已獲控制。儘管如此，六個月後在中國依舊冒出了四個新病例，只是這幾例感染是直接來自市場和餐廳籠子裡的麝貓。另外還有三個稍晚發生的感染是出於實驗室意外和在中國、新加坡和台灣的倒楣遭遇。

一直到二〇〇四年五月十九日，也就是在SARS最初報導的一又四分之一年後，世衛組織才宣布中國不再有SARS。總計起來，這次的大流行總共在三十七個國家共

2002/11/1發病至2003/7/31 SARS確診累積病例數目摘要

地區	女性	男性	總數	年齡中位數（範圍）	死亡數[a]	致死率（%）
澳洲	4	2	6	15（1－45）	0	0
加拿大	151	100	251	49（1－98）	43	17
中國	2674	2607	5327[b]	缺	349	7
香港	977	778	1755	40（0－100）	299	17
澳門	0	1	1	28	0	0
台灣	218	128	346[c]	42（0－93）	37	11
法國	1	6	7	49（26－61）	1	14
德國	4	5	9	44（4－73）	0	0
印度	0	3	3	25（25－30）	0	0
印尼	0	2	2	56（47－65）	0	0
義大利	1	3	4	30.5（25－54）	0	0
科威特	1	0	1	50	0	0
馬來西亞	1	4	5	30（26－84）	2	40
蒙古	8	1	9	32（17－63）	0	0
紐西蘭	1	0	1	67	0	0
菲律賓	8	6	14	41（29－73）	2	14
愛爾蘭	0	1	1	56	0	0
韓國	0	3	3	40（20－80）	0	0
羅馬尼亞	0	1	1	52	0	0
俄羅斯	0	1	1	25	0	0
新加坡	161	77	238	35（1－90）	33	14
南非	0	1	1	62	1	100
西班牙	0	1	1	33	0	0
瑞典	3	2	5	43（33－55）	0	0
瑞士	0	1	1	35	0	0
泰國	5	4	9	42（2－79）	2	22
英國	2	2	4	59（28－74）	0	0
美國	13	14	27	36（0－83）	0	0
越南	39	24	63	43（20－76）	5	8
總計			8096		774	9.6

[a] 只包括因SARS喪生的人數。[b] 有46人性別不明。[c] 自2003年7月11日，共排除325個台灣病例。有135個排除病例的實驗室資料不足或未完成，其中有101人死亡。
資料來源：http://www.who.int/csr/sars/country/table2004_04_21/en/

二〇〇三年香港京華國際酒店房客傳染鏈

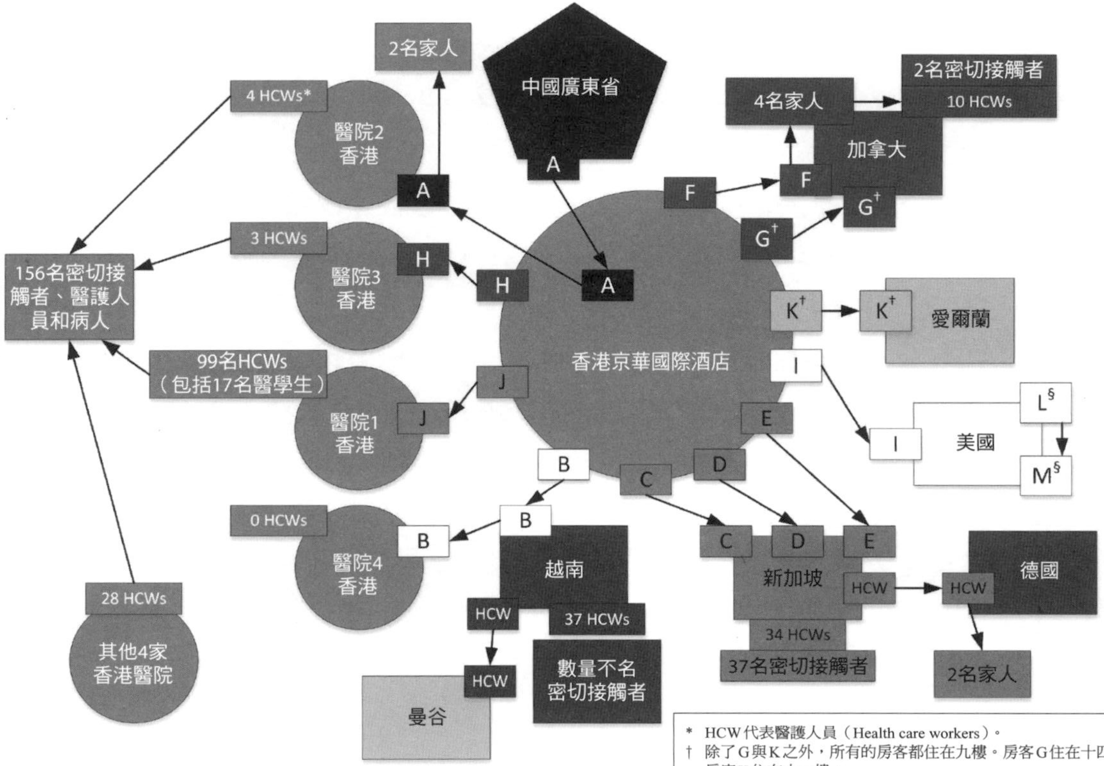

* HCW代表醫護人員（Health care workers）。

† 除了G與K之外，所有的房客都住在九樓。房客G住在十四樓，房客K住在十一樓。

§ 房客L與M（配偶）和源頭病人房客A入住時間不同，但和在這段時間發病的房客G、H和I住房時間相同。

資料來源：CDC《2003年SARS全球疫情》（*Outbreak of Severe Acute Respiratory Syndrome—Worldwide*, 2003.）；《發病率和死亡率周報》（*Morbidity and Morality Weekly Report*）2003, 52（12）：241–248。

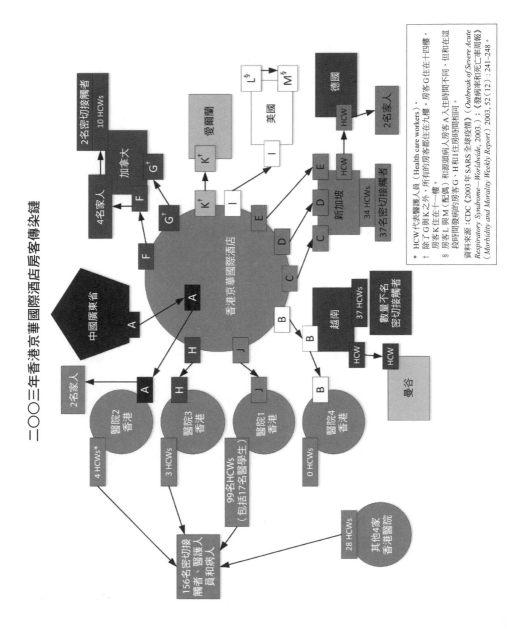

造成八千零九十六個病例，七百七十四人死亡，全球此病的花費估計達四百億美元。

時間快轉十年，到二〇一五年，南韓一名遊客到包括沙烏地阿拉伯在內的中東諸國旅遊，感染MERS（中東呼吸症候群，SARS的近親，也是由一種冠狀病毒引起的），回到南韓後，在二十多家醫療診所引發一連串的感染，最後造成三十八人死亡，共一百八十七人受感染。南韓政府因重蹈SARS覆轍而遭受批評，其疏失包括未能立即告知並教育民眾，以及檢疫措施鬆散。在本書寫作之際，MERS已由中東蔓延到十六個國家。

大部分的MERS病例都發生在沙烏地阿拉伯，因受感染的單峰駱駝導致（駱駝則可能是由蝙蝠傳染）。不過有四成的病人和駱駝或醫療機構都沒有任何關係，因此被標為首發病例。在這個沙漠王國，MERS是否已成為肺炎的主因，對醫療單位和遊客都造成威脅？在非洲，受感染的單峰駱駝會不會造成那塊大陸的疫情？SARS是否是極其少數被收回瓶中的精靈，如今的MERS是否是更大的全球威脅？這些問題的答案應該很明顯。

8.洪水過後
紐奧良卡崔娜颶風的教訓

颶風的強度、資訊的缺乏、地方與州政府以及聯邦的格格不入造成政府癱瘓，使災難演變成為悲劇。造成堤防決堤的是龐大的系統失靈，但接下來的痛苦折磨主要肇因於領導力和同理心的不足。

「布朗老弟，辛苦你了。」

——前美國總統小布希視察颶風災區密西西比之後，對聯邦急難管理局長麥可．布朗（Michael Brown）的慰勉。

「好好加油。」

這是CDC主任葛柏汀登上灣流飛機返回亞特蘭大之前，給我們的臨別指示。時間是二〇〇五年九月卡崔娜颶風侵襲紐奧良後約一週，主任把我們四個人留在路易阿姆斯壯國際機場的停機坪上，她這幾個字就是我們所有的指示，也差不多就是我們所有的資源。就像當時這個地區成千上萬的民眾一樣，我們既沒有交通、居所，也沒有食物。

葛柏汀醫師南下，是為了和聯邦衛生與福利部部長麥克．李維特（Mike Leavitt）一起在記者會上露面，而留下來的這幾個人——發言人戴戈（Dave Daigle）、環境工程師（或至少我以為是環境工程師）泰瑞斯．曼寧（Terrance Manning）、獸醫，同時也是環境衛生中心經驗豐富的災難專家卡羅．魯賓（Carol Rubin）醫師，還有擔任領隊的我。我們的重任是協助支援已遭風雨和洪水破壞殆盡的公衛建設。

但首先我們得想出進城的辦法。

幸好CDC總部的保安主任在喬治亞國民兵有熟人，一位蓋德瑞少校派了兩輛悍馬和四名士兵，由大衛．史密斯（David Smith）上尉率領來到紐奧良，協助救災應變，同時負責我們的安全和交通。當天他們出現時夜色已深，但被困在機場地老天荒之久後又能開始行動，我們還是歡天喜地。

我們想要先了解一下情況，但當務之急是要找個地方安頓，還要找點東西果腹。我們得開出市區兩小時才找到住處，才睡了幾小時，第二天一大早又登上悍馬，蜿蜒繞行回到紐奧良，一路上滿目瘡痍，處處可見屍體。

我們的第一站是市衛生局，但市和郡的工作人員也和其他人一樣，家園被水沖毀，因此這地方也不見人蹤。我們只好前往花園區，那裡情況比較好。聖路易大教堂和奧杜邦公園附近的豪宅雖遭狂風吹襲，但並未淹水。我們花了一陣子才了解城裡社經階層和房屋高於海平面高度之間的關係。

我們在花園區找到聯合醫院，這是個長期照護機構，不過病人已經撤離，醫院也已廢棄。裡面雖還有陸軍預備役單位，但看來他們只是在閒混吃喝。我問他們能不能協助我們整理，讓此地重新發揮功能，沒想到他們聽完這話就溜之大吉。

這醫院看來已經遭人遺忘廢棄，還有掠奪物資和暴力的傳聞。陪著我們的國民兵單位聽到槍聲，我們趕緊全躲進悍馬，驅車離開。不過第二天，CDC和醫院的企業總部協調之後，我們獲准正式徵收進駐。我們的後勤專家也由ＣＤＣ總部趕來，裝設無線連結，讓這棟建築成為我們的作業基地，發揮全部的功能。

聯合醫院暫時重新命名為聯邦醫藥資源中心，成了我們的基地營，我們也開始派出團隊到各社區、醫院和臨時診所去蒐集資料。各社區還剩多少人留守？誰因為什麼病接受治療？我們怎麼提供必要的服務？我們該向社區發送什麼樣的訊息？

在公衛領域，資料是持續的循環，就像血液由各感官系統流向心臟一樣，然後再以溝通和行動的訊息傳送出來。在颶風過後，我們也必須採取行動，才能為紐奧良重注新血，恢復其命脈。

• • •

卡崔娜颶風是美國歷史上損失最慘重的天災，也是有史以來第七強烈的大西洋颶風。然而在卡崔娜之後才過幾週，麗塔和威爾瑪颶風又相繼侵襲，這三個颶風和接踵而來的洪水，造成的死亡人數在一千一百一十至一千八百人之間，財物損失估計高達一千零八十億美元，是一九九二年安德魯颶風時的兩倍多。

墨西哥灣沿岸地區一向都有風災，其中的始祖是一九〇〇年的加爾維斯頓洪水，風速（在強風把測風計吹跑以前）達一百二十哩，掀起十六呎的滔天巨浪，死亡人數在六千至一萬二千人之間。災情慘重到連詳細的數目都難以計算。在那之後還有許多大颶風——卡拉（一九六一年）、卡米爾（一九六九）和安德魯（一九九二）。最近數十年來，颶風絕非毫無預警突然降臨。早在卡崔娜來襲之前，由美國東岸到西岸的新聞氣象都早已經預警，對災情也預做了評估，尤其考慮到颶風直撲紐奧良的情況，國家颶風中心和國家氣象局後來也因及時且正確預報颶風的嚴重性和路線，而倍受讚揚。

卡崔娜是在二〇〇五年八月的最後一週，於巴哈馬群島成形，接著增強為一級颶風，橫掃佛羅里達，降雨量達一呎半，五十萬人無電可用。雖然有些拖車房屋鐵皮被吹歪，屋頂被掀起來，有些人因洪水死亡，還有其他的損壞，但還不算是大災難。佛羅里達人對這樣的風暴已經習以為常，何況有聯邦急難管理局提供運水車、冰和醫藥品，他們就這樣撐了過來。

但接下來颶風朝西北行進，吸收了墨西哥灣溫暖的水氣，增強為五級颶風，持續強風時速達一百五十哩，達一般一級颶風的兩倍。如果它以這種強度登陸，必然會使小型建築瓦解，其餘的建築也會遭破瓦殘礫擊中。普拉克明教區的郡長傑夫・辛格（Jeff Hingle）警告說，如果卡崔娜登陸時還是五級颶風，堤岸一定支撐不住；就算水沒有衝破堤防，也會把堤防淹沒。

在紐奧良市外，路易斯安納九大沿海教區（或郡，路州是以教堂教區來劃分行政區）的官員下令強制疏散所有居民，人民必須離開這片低窪地區，朝北往較高處棲身。就連路易斯安納防止虐待動物協會都有先見之明，在幾天前就把流浪貓狗送往休士頓。歷史學者道格拉斯・布林克利（Douglas Brinkley）在記錄卡崔娜颶風及其餘波的著作《大洪水》（*The Great Deluge*）中就提到這點。只可惜該市最可憐的人類居民卻沒有像這樣的鬥士，有意願、資源和計畫來照顧他們。

在颶風來襲前兩天的八月二十七日（週六），大部分的疏散命令都已經生效。週六這天，紐奧良西部沃特福德三號核電廠的經理也按照緊急章程，關閉核電設施，只有柴油發電機繼續運作，提供維護反應爐的最低電力。

由其他地區的這些措施看來，紐奧良市府向低窪地區民眾保證不會淹水，或者就算淹水也可以很快就把水抽乾就顯得自欺欺人。說得嚴重點，就是草菅人命的瀆職。

在週六那天的秘密會議中，市長雷・納金（C. Ray Nagin）不知為什麼認定颶風會改道，放過這個城市。就在前一年，電視台繪聲繪影報導艾文颶風將造成空前災情，沒想到颶風後來往東，略過了這個城市。但正如金融業常說的，絕不能因某個金融產品過去的表現，就把資金全押在它身上。納金有權下令強迫疏散民眾，可是當天在記者會上，他卻說得先和律師談談。據當地報紙《時代花絮報》（*Times-Picayune*）報導，納金擔心若遊客因強迫疏散而取消行程，但颶風又改道未來襲，飯店和當地商家恐怕會把他告上法庭。畢竟，觀光業每年為紐奧良進帳五十億美元。

接著在週六下午五時，市長和路易斯安納州長凱薩琳・布蘭可（Kathleen Blanco）開會，兩人雖同為民主黨，卻扞格不入。布蘭可原是教師，一年前才當上州長，不過在競選期間，納金卻倒戈支持她的對手，兩人因此結下樑子。在市長和州長得合作度過難關時，這絕非好兆頭。這次會後市府下了疏散令，不過是隨人自願疏散，意思就是當局「強烈建議」居民撤離該市，但如果他們不願意，也不強迫。有些人認為這表示這個颶風沒什麼大不了。可是就在當天下午，國家颶風中心預測：卡崔娜很可能在四十八小時之內，以五級颶風的強度全力撲向紐奧良。

如果居民此時能知道這個消息，並且有方法、有能力，那麼逃走還來得及。可惜的是，即使是強制疏散的命令，也沒有辦法讓人民避開災禍。紐奧良是全美最貧窮的城市之一，每四戶人家就有一戶年所得不到一萬五千美元。官方的宣布，包括疏散令，都是以電視新聞發布，可是許多居民沒有電視機，而買不起電視機的人，大半也買不起車子。

整個週末，車輛湧出這個城市，到週日，公路擁擠得寸步難行，連到八十哩外的巴頓魯治都要花七個多小時。但至少擠在車流中的人們離了城，還有兩成的人口留在市內，而且主要都住在市區最窮困的地區，而這些地區正好也是最低窪的地方。

納金市長及其他市府高層似乎無視於十萬名以上的成年市民沒車，或者買張出城的車票得要五十美元，也漠視市民無法攜帶寵物疏散（許多人也不肯棄之不顧），更糟的是，公車——無車族的命脈，卻停止營運了。

原本市警局可能有辦法協助窮人離城，可是數十名警員早就帶著家人逃出家園，和公共安全官員一樣怠忽職守。

到八月二十八日凌晨三時，颶風的前緣已經在離岸三百哩處，暴風系統則以每小時十哩朝北行進。在密西西比州比勞克西城外，基斯勒空軍基地飛在墨西哥灣上的「颶風獵人」偵察機報告說，卡崔娜已經成了直徑五百哩的巨大颶風，最高風速達到難以想像的每小時兩百哩，是美國所見最狂暴的颶風。

週日上午十時，離登陸不到二十四小時，納金市長終於看清事實，發布強制疏散的命令，是紐奧良第一個強制疏散令，只可惜做的太少，時機也太遲。

同樣在週日，聯邦急難管理局長布朗在華府總部主持影像會議，布希總統、國土安全部長麥可．切爾托夫（Michael Chertoff），和墨西哥灣各州的緊急管理官員全都與會。與會者很少發言，即使發言也只是說，如果有需要，他們會提供援助。小布希總統沒有提出任何問題，而且早早離席。大颶風會直撲紐奧良的堤防，讓城市泡在水裡數週的可能，連提都沒提。

八月二十九日週一凌晨三時，墨西哥灣內位於密西西比河東五十哩左右的一個氣象浮標錄得高達四十呎的大浪，不久之後，巨浪衝破紐奧良北部十七街運河的混凝土防波堤。十七街運河的作用是引導北面龐恰特雷恩湖的水。週一凌晨，剛開始堤防破的洞很小，但隨著時間過去，洞也愈來愈大。此時，這個城市最低窪、最脆弱的地區必遭洪水已毋庸置疑。幸好當天早上卡崔娜登陸之後，強度已經減弱，由五級降為三級，強風平均在一一〇至一三〇哩。城南普拉克明教區的漁村布拉斯測得的風速達每小時一六一哩。《芝加哥論壇報》的提姆．瓊斯（Tim Jones）報導說，當地滿目瘡痍，宛若「氣候的戰區」。布拉斯遭到徹底的摧毀，從房屋、牲畜到野生動物。幸好當地所有人口及時撤離，無人喪生。

這個行進速度緩慢的風暴在脆弱的堤防上傾瀉大量的雨水，密西西比河水位升到新高，直到支撐整個城市生存的土方工程徹底坍塌，河水湧入，淹沒了數十年來都被擋在堤防內的低地。這一切都一如預料，唯有主事的高官大吃一驚。

•••

一般都認為，紐奧良老舊的堤防系統潰決，是美國史上最糟的土木工程災禍。這個系統是由美國陸軍工兵部隊所負責，該單位在一九六五年洪水管制法案通過後，設計並建造了紐奧良的堤防系統。卡崔娜來襲之時，這個單位光是在紐奧良辦事處就有一千三百名員工。決堤後，工兵部隊遭到追究，但一九二八年國會所頒布更早版本的洪水控制法案免除了它的財務責任。

即使是風和日麗的好天氣，由溝渠、防波堤、抽水機和水閘構成的紐奧良防洪網都只能算是頭痛醫頭、腳痛醫腳的老舊應急系統，工兵部隊用來固定防坡堤的鋼板樁顯然太短。

紐奧良是個淺碟形的盆地，邊緣為十或十五呎高的堤防。站在堤防頂往下看，就會知道紐奧良地勢低窪，教人惴惴不安的感受絕非杞人憂天。你可以看到堤防這一側的河遠高於另一側的街道。當年在建造紐奧良時，這個城市就只是剛巧高於海平面而已，下個世紀，紐奧良就會陷入墨西哥灣，成為離岸城市。

海水可以由紐奧良南方的墨西哥灣，或者由北方的龐恰特雷恩湖湧入市區，只要下過大雨，有些住宅區就一片汪洋。如果碰上強烈風雨，洪水也經常漫過堤防，因此全市維持了二十二個抽水站的複雜系統，為的就是要排除洪水。當然這套系統運作的前提是，水一旦抽出，就不會由破洞縫隙再湧回來。

這套系統始於一七一九年，路易斯安納還是法國殖民帝國的珍寶之時，尚－巴提斯特．勒莫耶（Jean- Baptiste Le Moyne, Sieur de Bienville）總督下令興建工事，鞏固河岸，以建立城市。三年後，颶風直撲而來，紐奧良淹水八至十呎深。水退之後，決定興築堤防。後來有幾位史學家都說，勒莫耶只要往密西西比河上游八十哩，在巴頓魯治築城，情況就會好很多，不過有「輕鬆之都」（the Big Easy）別號的紐奧良除了「讓歡樂時光持續」（laissez les bons temps rouler）這個特性之外，也有自恃的獨特性格。

早在一八〇三年湯瑪斯．傑佛遜總統由法國手裡買下路易斯安納之前，城中父老就認為，只要一點工事，這個城市就能不受洪災，熱鬧繁榮，因此在河的兩岸都增建了更長的堤防。只是泥沙淤積使得河床上升，水位也隨之高漲，堤防就得不時加高，以趕上水位。同時，紐奧良也像灣區沿岸的其他許多地方一樣不斷下沉，上個世紀的平均數是三呎。下沉的原因很多，包括不斷由雨水淹沒的街道抽水，以及偏遠的濕地和堰洲島遭到破壞。

種種證據皆對紐奧良父老的樂觀態度大為不利。一八四九年，住宅區的一段堤防決堤，洪水倒灌，兩百個街區遭淹沒，大部分的城區在水裡泡了一個多月。

一九二七年，密西西比河大洪水淹沒了整個密西西比河三角洲，遠達阿肯色，堤防有上百處出現崩坍裂口，造成無數人死傷，多達二十萬人流離失所。受災最嚴重的大半是市區南端聖伯納教區的非裔居民。工程師的確在此炸斷一段堤防，以降低威脅上游較富裕住宅區的洪水水位。難怪時至今日，住在該區的非裔仍不相信管理堤防的委員會在治洪時會大公無私。

除了暴風雨之外，沿岸沼澤地的破壞雖然緩慢卻持續不斷，也使三角洲受害。這些濕地不但是濱海生物的棲息之處，海鮮美食的來源，也是暴風雨來襲時的緩衝區。可是這個世紀以來，近百萬英畝的沼澤地都遭侵蝕，石油公司在此疏浚和建造渠道，埋設油管，供應外海鑽油平台，使情況更加嚴重。廣為流傳的數據說，每三十八分鐘，就有相當於一個足球場大的土地流失，遭墨西哥灣吞沒。

紐奧良平均比河岸低六呎，五分之四的城區和周遭許多教區都遭洪水破壞，有的地方，尤其是第九區低地有部分地方甚至在河面下十一呎。大部分死亡的災民都是在決堤後不久喪生，其中許多是老年人，絕大部分都住在低收入的低窪地區。有些地區的洪水數週不退，最後才靠抽水機把泥濘、汙穢、滿是垃圾的髒水抽乾。

在卡崔娜侵襲之前，紐奧良的人口有三分之二為非裔，住在低窪地區的居民也一直都以非裔為主。第九區大部分居民，五人中有三人有自住屋，只是他們房前的街道沒有鋪柏油，有些街道上有無蓋的排水溝，就像亞洲或非洲的鄉間小路一樣。相較之下，聖查爾斯大道和花園區的豪宅，以及湖景、中城、倉庫區和法國區的住宅則地勢較高，那裡的居民大半是白人。

最堪憐的是死在自家閣樓上的死者，他們因為淹水而爬到閣樓上求生，但閣樓上燠熱且缺乏空氣。有些人設法打破閣樓屋頂上的逃生孔而獲救，有些人在屋頂寫下「救命」的字樣。

・・・

早在卡崔娜來襲之前，負責紐奧良緊急應變準備的官員就已經搬石頭砸了自己的腳。在颶風迫近時，路易斯安納國民警衛隊非但沒有把船隻和其他水上交通工具布署在紐奧良四周不同的地點，反倒把所有運輸工具全都集中在第九區聖克勞德大道的傑克森軍營。這個建於一八三〇年代的軍營原是陸軍駐點，如今是路州國民警衛隊的總部。等堤防潰決，位於第九區的傑克森軍營旋即被大水淹沒，這些救難設施也就無法再使用。

由於紐奧良地勢低容易淹水，因此消防隊原本就備有五艘船隻，可是卡崔娜來襲時，只有三艘可以派上用場，這表示需要救難的市民只能自求多福。

市府的確有個由聯結車改裝的「行動指揮中心」，裡面塞滿了通訊設備，只是沒有人想到該把它設在洪水區外。如果不移動，「行動」中心就一點也行動不起來，而且如果它被水淹沒，就更無用武之地了。

所有緊急應變單位，包括紐奧良警局、州警、消防官員、國家警衛隊和海岸防衛隊等等，全都同樣短視地設在市政廳，就是設在高高的九樓也沒用。只要大樓一泡水，就會停電、人員無法進出，通訊斷訊，指揮中心虛有其名。難怪納金市長趁早就閃人，在市區高樓凱悅酒店設立私人的指揮中心。本地唯一在災難來襲時還算有應變能力的只有路州漁獵局，在州長的指示下，該局把兩百多艘船隻分布在沿岸不同地點，隨時準備執行搜救任務。

在卡崔娜來襲前不到一年，二〇〇四年十月號的《國家地理》雜誌曾模擬強烈颶風直撲紐奧良的景象，文章詳細描繪大洪水淹沒整個地區的情況，要讀者想像洪水直淹到法國區裝有鑄鐵欄杆陽台的災情。

幾個月之前，形形色色政府機構的數百名官員才參加過急難管理局安排的救災模擬演練。如果三級颶風直撲紐奧良該怎麼辦？長達一週的演習用了路易斯安納州科學家們所設計的精準電腦模型，揣摩了全市被十呎積水淹沒，五十萬人受困，無法或不願意逃生，三千萬立方碼潮濕腐爛的垃圾，屍體被刨出的空棺在街上漂浮，還有成群野狗在僅剩的乾地上四處遊蕩。這個演習把市區死亡人數設為二萬四千二百五十人，周邊地區死亡人數再加三萬七千零四十人。

然而在二〇〇五年八月二十九日，《國家地理》雜誌勾勒的景象應驗之時，市區的任何一座學校或公立建築中，依舊連一個紅十字會認證的緊急收容所也沒有。原因是由於紐奧良太接近海平面，因此紅十字會不肯認證該市的任何一個收容所，也就是說，他們認為全市沒有任何一個地方安全。

就我們後來所知，至少有一個勉強可稱疏散計畫的安排。在該市總共十四頁的「全方位」急難管理計畫中，有一頁半談到官方指定的「疏散區」，應該是不會遭洪水的中轉區域，可以讓居民集合，準備轉送到市外安全地區，但奇怪的是，疏散區究竟在哪裡，卻沒有任何說明，只寫著「等待進一步研究」。

在急難應變過程中，通訊非常困難，即使和ＣＤＣ總部的聯絡也一樣。我記得曾看過傳真給ＣＤＣ緊急應變中心的一張筆記，是手寫在甜甜圈連鎖店Dunkin’ Donuts的餐巾紙上：

致：ＣＤＣ緊急應變中心　發文者：緊急支援功能八，NOLA

請盡速急送LSU、BR、Peter Maravich 地區

靜脈注射液

輸血導管

Tylenol 止痛錠

靜脈注射導管

Z-PAK（抗生素）

Motrin 800 毫克（止痛退燒藥）

枕頭

床單——拋棄式

日後我擔任防疫計畫安全儲備體系主任時，就常以此為例，說只要有人在餐巾紙背後寫出要求，我們就可以動用國家安全儲備體系飛快地作業。

二〇〇一年炭疽菌攻擊事件之後，美國陸軍退休上校，也是我們緊急應變中心主任菲爾・納文（Phil Navin），就和CDC未來的代理主任以及ABC新聞網的保健醫療主編理查・貝瑟（Richard Besser）醫師徹底更新了整個CDC在應變時的內部報告架構。卡崔娜來襲時，剛擔任CDC恐怖主義、籌備與應變協調處長的理查上任才兩天。當時我們的作業混亂了一陣子，大家都希望我去和他們談談。可是在理查的領導下，CDC提供了迄那時為止在整個墨西哥灣區最大規模的協助，情況好轉許多。

• • •

卡崔娜來襲事前的準備已經很糟，事後的應變更加惡劣。颶風的強度、資訊的缺乏、地方與州政府以及聯邦的格格不入造成政府癱瘓，使災難演變成為悲劇。

最基本的是，市長和州長的溝通糟糕透頂，州長和總統之間的溝通也好不到哪裡去。大家要怎麼同心協力合作根本是光說不練，你只聽到「一切都很好」，其實卻既沒有合作，也沒有協調。而且我們還不斷地聽到納金市長去拉斯維加斯，或者週末去達拉斯。他實在應該待在紐奧良，設法保住這個城市的生機。

一般電訊設施已經失靈，因此要知道鄰里究竟發生什麼事，你得徒步走到那裡去。這方法即使勉強可行，也十分危險。過了許多天，當局才知道如第九區等低窪地區災情究竟有多糟。

就算是電話還通的居民，也發現颶風已經摧毀了路州大部分的九一一急難電話系統，因此紐奧良的無線電台WWL代接急難電話。第九區低地的居民一再來電要求派遣救生艇，雖然電台幫不上忙，但至少轉到這台的聽眾可以聽聽撥電話進來的是不是他們的親友。

發生颶風或其他天災時，最大的健康問題是傳染病的風險，不過和死者並沒有關係。和受伊波拉病毒感染的屍體不同，天災喪生者的遺體雖然會腐化，教人不安，但少有傳染病的風險，應該被妥善安葬。另一個群居災民常見的大問題是呼吸道疾病和痢疾，尤其是在收容所裡，務必要講求衛生，時時洗手。幸好美國很少見到其他國家常有的傷寒和霍亂，還有在安置營裡常見的痲疹。破傷風很少見，洪水後嚙齒動物尿液引發的鉤端螺旋體病亦不常發生。卡崔娜颶風侵襲時，我們的確在收容所裡看到有大約兩打的海洋弧菌（一種棲息於海洋中的細菌）病例，是因路易斯安納和密西西比洪水感染傷口造成，還有一些痢疾病例，國防部救難人員也有呼吸感染群聚，但總結起來，我們所見最嚴重的感染是泡水民宅的黴菌引起。

正如九一一後的紐約一樣，消防和救難人員由全國各地擁來，也有許多一般民眾自動自發來紐奧良協助，可是急難應變系統實在沒辦法處理這麼多義工，一波波的人在急難應變中心現身說：「嗨，我想來幫忙。」這沒有用，反而製造了問題，因為得要有人來安排，想出怎麼處理。另外還有「未列紀錄的義工」，因為有人臨時跑來說：「嗨，我是醫師。」說得簡單，可是我們怎能確知這些人真的是醫師？

災難發生時，我們比較喜歡透過紅十字會或救世軍徵求義工，因為這些義工組織已經查證過他們的身分。

諷刺的是，我們由亞特蘭大帶來的這位「環境衛生工程師」是貨真價實由工程部門派來的，因此請他畫出水資源分布圖，還要他做潛在汙染的風險評估，實在是強人所難。不過他充滿正能量，而且非常有用，尤其能由水電供應商那裡取得資訊，因此我們更喜歡他。

在颶風來襲前，市長曾建議，沒辦法疏散的人應該往紐奧良超級巨蛋避難，這是全市唯一的集中急難收容所，在前兩個颶風侵襲時也發揮過同樣的功能。但就連急難管理局的布朗局長也覺得這點子不可行。市長毫不遲疑地宣布疏散的民眾應該在超級巨蛋等巴士送他們去安全的地點，問題是他從沒有安排任何巴士去接送民眾。超級巨蛋唯一的好處是它地點很顯眼，內部空間又寬廣，可是並沒有供應適當的救難用品，而且還沒人提到它的地基在海平面下十二呎。

儘管如此，還是有近萬人在封閉的球場裡或是在場外露營避難，許多人在那裡待了一週，只是這裡絕非理想的避難所。颶風一來，強風就在圓頂上撕開大洞，傾盆大雨和惡臭的空氣向內直灌，沒有燈、沒有販賣處，也沒有空調。龐大的體育館內悶熱擁擠、光線昏暗。

在颶風之後一週抵達超級巨蛋球場，看到災民等著遲遲不到的救援，依舊沒有電沒有食物，教我們不由得驚訝又沮喪。聯邦政府為什麼沒有接管，把災民安置到比較安全的地點，照顧他們？為什麼是由CNN來指出球場裡的景況？毋庸置疑，球場裡必然有一些死亡和犯罪事件，就像沒人看管的民宅裡一樣，可是這個責任應該紮紮實實地由政客、他們的夥伴和他們的權力傾軋一肩扛起。即使有當地歹徒劫掠災戶的電視機，也不能削減他們在責任上的疏失。

造成堤防決堤的是龐大的系統失靈，但接下來的痛苦折磨主要肇因於領導力和同理心的不足。教人震驚的是，納金市長在二〇〇六年竟然當選連任，不過當然，這次的選舉是在有三分之二的紐奧良市民仍因颶風而流離失所之時。更教人吃驚的是，納金後來還創辦顧問公司，專門為人諮商急難準備。這教我不禁想到，就像許多欺騙人民的第三世界領袖一樣，他從沒有為他所造成的災難受責。不過至少到二〇一四年，他以電信詐欺、賄賂和洗錢等和卡崔娜並無關的二十項罪名遭定罪，要在聯邦監獄裡蹲十年大牢。

紐奧良的警察總監艾迪・康帕斯（Eddie Compass）則因警局在危機中表現得顢頇麻木而被迫下台。布林克利在《大洪水》書中敘述了休士頓警員拍到紐奧良巡邏車巡到轄區三百五十哩外休士頓的相片，布林克利也重述了總監在颶風逼近時不接電話，自己開溜的傳言（康帕斯否認此說）。

另一個被迫下台的則是被臭罵的聯邦急難管理局長布朗。這個律師能接下這重責大任，唯一的資格就是他曾任國際阿拉伯馬協會的評審和主任委員。我發現急難管理局的員工對無端被扯進政壇紛擾而倍受矚目非常感冒，雖然高層無能，但這些辦理實務的員工卻是一流好手。在法國區的傑克森廣場，他們請了非政府組織來為包括我在內的急難應變人員供餐。我們剛到紐奧良的頭幾天，只能拿軍人的野戰口糧充飢，但等到急難局安排就續，我們就能和傑克森廣場的其他人一樣，在帳篷前排隊領餐，這當然是進步。

急難局最大的過失就是沒有未雨綢繆。他們明知颶風就要來襲，不該等州長宣布進入緊急狀態才開始工作。他們應該準備好校車、救護車和麥當勞的快樂兒童餐。至於沒有交通工具無法自行疏散的人，在颶風侵襲當天，市府有三百六十輛閒置的市公車，只要有人想到把這些車輛組成車隊，每車可搭乘五十名乘客，各出勤一趟，就可以安置總共一萬八千人。

卡崔娜是市、州和聯邦官員聯合的失敗（沒有人知道其他人在做什麼）。在這些痛苦和折磨之外，儘管紐奧良有數量高出尋常的老年和病弱居民，公共安全官員也沒有特殊需求市民的姓名地址清單。

後來我發現在二十八日，颶風逼近之時，急難局長布朗就像納金市長一樣，只是「監測」，做些應變的紙上作業，最後也遭州長拒絕。

州長布蘭可雖有向聯邦求援，卻顯得並不急迫。她在週五已經宣布全州進入緊急狀態，週六正式要求小布希總統宣布聯邦救助，但她的要求不但太晚，也不熱切，而且不夠明確，感覺就只是隨便填個申請書而已，絕非急切地向華府求援。負責的將帥互不溝通，就會害死老百姓。美國政府，包括急難局在內，永遠不該再犯這樣的錯誤，這罕見的一課絕不需要我們重蹈覆轍學習。這個例子也提醒我們：公民認為政府的第一要務，就是保證他們平安。

在卡崔娜之後，聯邦的儲備和應變措施徹底重組，如今有了全國性的新準備系統，包括保護、預防、緩和、應變和復元等全國架構，新的全國籌備目標，最重要的是以整個社區為準備和應變的新焦點。這個結果在二〇一二年珊迪颶風來襲時表現出來。

• • •

與社會大眾的溝通極其重要。在基奎特伊波拉疫情發生之際，我學到的一個教訓就是，謠言可能會妨礙急難應變。因此我們的公衛官員哈波的專責就是闢謠。

當時流傳的一個謠言是，一隻救難狗下了水，結果生病死亡，這引發了更嚴重的「髒水毒湯」傳言，其源自二〇〇四年路州大模擬三級颶風登陸時的景象，指洪水淹沒市區數週，泥漿都泡成了「化學災害燉毒湯」。

可不是嗎？在這幾個最有可能淹水的城市，共有三十一個環保署指定的「超級基金」[1]汙染場地區域。那些在黑暗中閃閃發光的有毒廢棄物，將由聯邦負責清理。小說家詹姆斯・李・勃克（James Lee Burke）稱之為「在巨大海綿頂上的戶外精神病院」。

我接受CNN訪問，走在紐奧良街頭，向大家說明，洪水其實就和這個城市下水道沖出來的通樂和潔廁產品差不多，你雖然不會想喝它，但涉足其中也不會讓你死亡。我們發現暴風雨造成最嚴重的環境衛生問題是發霉。

不論多麼沒有根據，謠傳的恐怖故事對第一線的卡崔娜應變人員都是嚴重的打擊。許多人一開頭都不信任官方，他們已經看過太多官方搞砸的事，現在他們想道：老天爺！我們有一隻救難狗快死了。就算要死，我也不想像這樣死！他們期待衛生專業人員找出真相。我們努力了半天，卻查不出這個謠言的來源，也沒看到解剖報告或任何我們可以駁斥的資料。但我們必須要嘗試，我們得正視這些事。

接著又有流言說，有些研究單位所用的靈長類跑出了紐奧良市杜蘭大學的動物設施，在市區四處遊蕩，傳播伊波拉病毒。另一個類似的傳聞則是說，實驗室冷凍庫的伊波拉病毒已經解凍，並且在人群之間傳播。我們得再一次追蹤足夠的事實，讓驚恐的人們冷靜。不過這兩個傳聞很容易破解，杜蘭動物設備根本就不在紐奧良，而且如果冷凍再解凍，病毒也就死了。

•••

我們負責溝通的主管戴夫．戴戈（Dave Daigle）在陸軍曾任坦克指揮官，他就讀羅耀拉大學紐奧良分校，因此對這個城市瞭若指掌。儘管缺乏正常的通訊設備，他卻能和媒體合作無間，而且因為他軍方的背景，也擔任我的執行官，是我的好麻吉。

1　Superfund，由美國聯邦政府提出經國會討論而設立的基金會，主要提供經費處理有毒廢棄物、汙染物以及由有害物質引起的火災與爆炸事故。

我們倆在波本街上見到先前遭劫，現在又被棄置路邊，極其不適當的觀光客T恤，我請他「解放」它們，因為我穿著公共衛生服務軍官團的制服，不能做這樣的事。我不好意思不穿制服，尤其看到新聞上這麼多海岸防衛隊和國民兵的直升機，和州漁獵局的船隻，把紐奧良的居民由屋頂或直接由汙穢的洪水裡救出來。這些穿制服的人讓我明白，我從沒有完全接納或了解自己制服的重要性。

美國公共衛生服務軍官團於一七九八年成立，目的是要照顧水兵，後來也負責傳染病檢疫。這支制服部隊全都是軍官而沒有士兵，包括六千名醫師、護士、藥劑師、牙醫、科學家、獸醫，及其他衛生專業人士。名義上我們是向聯邦公共衛生署報告，但實際上我們的主管是不同的聯邦機構，如CDC、聯邦監獄局、國家衛生研究院或印第安衛生局。在CDC接受我加入流行病調查服務訓練，把我的申請表和接受函一起寄給我之時，我就已不由自主地成了軍官。對於以平民身分加入CDC的同僚，這是另一種支薪系統，唯一的不同是，我得在週三穿制服。但在炭疽菌攻擊之後，這個文化已經有了改變，因為我們認為自己之於國家，就如第一線應變人員之於衛生緊急事故一樣。自紐奧良之後，我天天都很自豪地穿著制服，直到以助理公衛署長一職退休為止。

我們試著與紐奧良事件管理與指揮系統合作，不過他們花了一陣子才建立好系統。我們盡量每天或每隔一天到那裡去。

在這次的危機裡，我們也成了實際上的日常事務衛生部。病例亂七八糟，慈善醫院泡了水，可是產婦依舊要生孩子，新生兒依舊需要篩檢和注射疫苗，肺結核病人依舊需要治療，愛滋病人也依舊需要提供臨床服務。我們也在所有的急診室和許多臨時診所設有團隊，主動蒐集每一名病人的資料，追蹤傷病者的數量和種類。這樣的資料讓我們能夠發布種種警報，比如不要在家裡開啟發電機（一氧化碳中毒），不要拿著電鋸爬上屋頂（危險不言可喻）。有些救難人員不戴保護安全配備，因此我們請來國家職業安全及衛生研究所的代表，確定這些人（其中有些就是「我來幫忙」那種人）不會害死自己或其他任何人。

洛杉磯郡衛生局長強納森．費爾定（Jonathan Fielding）醫師率團來此協助，他提出極好的點子，建議我們設個網頁，讓大家每天都可知道市區裡的情況。因此我們創立了「紐奧良儀表板」，能夠迅速地說明公衛問題的重點。

在此同時，我們也四處尋覓住處。我們原本住在奧克斯納醫學中心附設的飯店，但不久被趕了出來，逼上梁山，不得不睡在杜魯門號上。這是尼米茲級的核動力航空母艦，可是我只住了一夜，因為那就好像睡在棺材裡一樣，雙層床的上鋪就在你臉上六吋而已。

接著我們住進奧姆尼飯店，雖然還沒有飲水，可是已恢復了部分電力，因此我們飲用瓶裝水。那是我們最穩定的一段時間，直到我們不得不因麗塔颶風而撤離。

我們撤到巴頓魯治，在那裡租了一間房子度過幾天，再回到紐奧良。後來的威爾瑪颶風沒那麼嚴重，我們留在室內即可。

走出市區讓我們看到天壤之別，市區內滿目瘡痍，有著依舊蜷縮在超級巨蛋的災民，而其他的地方一切都如常。在郊區，麥當勞恢復營業了，阿比（Arby's）速食店也開門了，但那些地方遠在天邊。而且我得承認，我也難免壕溝心態。在救災剛開始之時，有記者要來紐奧良訪問我，談公衛應變的問題，她問我要不要帶什麼東西，我請她帶乾淨的內衣。

這讓你忍不住疑惑……在我們這個超級富足的社會，為何無法把超級巨蛋裡的災民送到比較好的地方去？不遠處就提供了形形色色的服務。這正說明了在我們的社會裡，金錢是入場券。只要你有車和信用卡，走遍天下都沒問題，但沒了這些，你就只能以一套不同的規則，活在不同的天地。

在決堤之後幾天，我們就看到了這種劃分的醜陋面貌。有些黑人居民想要越過密西西比河西岸，自行疏散，但在橋邊就被鎮暴警察攔下，不讓他們進入郊區的格雷特納市。就公民社會的角度來看，這樣做是以階級和膚色劃分，侵犯了民權，可能是最糟的情況。在美國，人道關懷恐怕只限於「看起來像我一樣的人」。

・・・

到我離開之時，在紐奧良的ＣＤＣ團隊已經增為六、七十人，我們每週工作六天半，我得強迫他們休息，以免他們體力透支，因為已經有一些人筋疲力竭，必須提早回總部。為了鼓舞士氣，我也宣布聯合醫院週六不算聯邦機構，我會帶啤酒和披薩請大家享用。我們每天早上開會時，我也會把經我們「解放」的那些不合時宜的觀光客T恤拿出來，表揚表現特別好的同仁。

總而言之，我們感覺很好。有人問市長：「現在回市區安全嗎？」他回答說，「我們每天都在監控人口數量。根據公共衛生部門，我們能知道居民是否安全。」他說的就是我們。我們已經完成使命，有了「傑出的表現」。

等我準備離開時，波本街也開始呈現生氣。有的建築已經有電，有的晚上也有發電機運轉。我離開前一天，大家到旅館對面去吃飯，幾位女侍突然脫下襯衫，在櫃檯上跳起舞來，顧客也把小費塞進她們的小褲褲裡。

我轉頭對我的麻吉說：「好了，紐奧良又恢復生機了。」

9.讓疫情歸零的真正挑戰
終結獅子山伊波拉病毒

控制流行病，要考慮的不只是數字，也要設身處地思考這些數字代表什麼樣的日常經驗。這表示要設法了解這些人的處境，他們的想法、恐懼，然後想出不會讓他們躲藏或逃跑的解決辦法。

我要說的是，在這個地球上有疫病，也有受害人。要盡量不和疫病聯手，全憑我們自己。

——阿爾貝．卡繆，《瘟疫》

在準備搭水上計程車的小屋裡，一個年輕人拿了一件艷橘色的救生衣給我，可是上面並沒有帶子或插釦。歡迎來到非洲，我想道。回來很不錯，這回是因為伊波拉病毒，我在二〇一五年二月來到獅子山，擔任世衛組織的顧問。

我們由機場往科克灣和阿伯丁地區時，天已經快黑了，我住進一個叫「燈塔山」的旅館。

在大廳等待登記時，我碰到了華裔的饒偲儀（Carol Rao，美國出生）醫師。她是我在CDC的老友。她來這個旅館是為了幫同事餞行，因為這裡的餐廳俯視美麗的港灣，特大熱帶龍蝦二十美元一隻。這價錢對西方人來說很便宜，但恐怕是本地水上計程車司機一個月的收入。

燈塔山是兩星旅館，意思是有水有電，可是沒有電梯，牆上的空調也壞了。我住四樓，水壓太小，無法淋浴，但我的情況已經比其他幾位同事好多了。他們抵達預訂的飯店之後，對方卻說沒有收到訂房通知，最後只好去住價格貴了兩三倍的麗笙飯店。這時正逢二月美式足球超級盃賽事期間，他們當晚要舉行超級盃派對，讓我的認知失調感覺益發嚴重。在這個美麗但低收入的國家，面對嚴重得讓全球都心驚膽跳的伊波拉疫情談龍蝦晚餐，已經讓人有些混亂，但恐怕還不及一邊大談愛國者和海鷹兩隊的攻守，一邊還要記得不可把酒精和預防瘧疾的抗生素mefloquine混食那麼教人神經錯亂。

在來非洲的路上，我途經日內瓦，這是我為世衛組織工作時的標準作業程序。我總住在紅燈區附近帕基斯的飯店，世衛組織可以幫我拿到折扣價。我總在洛桑街上同一家咖啡館吃早餐，然後搭經過中央火車站——科爾納萬車站的八號公車，一路抵達世衛組織，在這裡，世衛組織不是WHO，而稱為OMS，代表Organisation Mondiale de la Santé（世衛組織的法文）。

當地官員花了三天時間向我說明他們懷疑獅子山的最新情況，勉強算得上是給我一些指令，但我究竟需要做些什麼，其實並不清楚。他們的想法似乎是：「你是專家，我們派你去。祝你好運，看他們需要什麼就幫什麼。」我得承認，這是我最喜歡的指示。

當天下午，我抵達自由城時，氣溫約攝氏三十八度。下飛機時，我看到有些華人戴著口罩和手套。機場到處都貼著伊波拉病毒的海報，我得拚命壓抑去洗手的衝動。一走進航廈，本地衛生工作人員就幫你測體溫，接著要你填一堆曾去哪裡旅行的表格。

先是海關，然後是移民關，接著是熱掃瞄器，然後才是行李領取處。那裡有個世衛組織的年輕人在等我，他的工作就是來接各種各樣的顧問。他拿起我的護照，還向我要了四十美元準備搭水上計程車。

我們走到燠熱的戶外，穿過泥土路，搭上接駁車，車子送我們到碼頭邊的小屋，他們在這裡發了「裝飾用」的救生衣。這救生衣在水裡根本浮不起來，但萬一倒楣發生什麼意外，橘色的閃光在水裡浮動，應該能讓搜救人員知道要在哪裡搜索屍體。

在沒有空調的房間裡度過平安無事的一夜之後，有輛車來接我到市區的世衛組織辦公室，離阿伯丁地區大約半小時車程。一位名喚伊薩圖的可愛小姐過來招呼我，給了我長長一串我得參加的會議單：安全簡報、人力資源簡報，以及我該怎麼通過醫生給我做的體檢。我們聽了一些關於安全和健康的演講，還有去哪裡領手機——我被分到一支本地號碼的手機。我的任務模糊不確定，十分超現實，但我相信到時一定會有人說：「過來，讓我告訴你要做什麼。」

我的下一個任務是去領個證章。就在往聯合國開發計畫署辦事處，準備去拍照的休旅車上，我碰上艾利許．柯列瑞（Eilish Cleary）醫師，她是加拿大新布倫瑞克省的首席醫療官，二十年前曾在獅子山工作，這波疫情爆發後，她已經在此數個月，擔任樂可湖地區的醫療主管，負責監測群聚。

「你是做什麼的？」她問我。

我說，「唔，通常我是流行病學者，但我不太確定。我猜我應該和麥特．克拉文（Matt Craven）一起工作。」我聽說他是負責實務作業的麥肯錫顧問。

她說，「不對，你是流行病學家，該和我合作。」

那就是我如何找到聯繫人的經過。整個過程全憑巧合，且就在一輛休旅車上。再一次地，歡迎來到非洲。

我們次日早上再度會面，這時柯列瑞醫師已經看過我的履歷，「好，」她說，「按你的經驗，你該去下面這四個地區：科諾、科伊納杜古、邦巴利和通科利利，全都在東北。」接著她又列出要我做什麼。我頂著新冒出來的地區流行病學家頭銜，一個地區接一個地區四處提供技術支援，這意思是偵測傳染率的任何變化，如果傳染率升高，就要決定如何遏止，接著再研究如何推動「整體疾病監視和應變」（Integrative Disease Surveillance and Response, IDSR）架構。這是最近實施的新制度，讓我們由緊急應變的單位，轉而成為在社區內讓效果更持續的疾病監視系統。

從柯列瑞醫師簡報中，我聽說了兩位古巴醫師因瘧疾而死的事，頭一位因為疏忽，沒有服用預防性抗生素，而且根本沒診斷出他得了瘧疾；第二位雖然確診是瘧疾，但很快就死亡，根本來不及治療。這是很好的例子，提醒我們要服用mefloquine，也告訴我們：瘧疾對應變團隊的威脅，比伊波拉病毒更嚴重。

• • •

人人聞之色變的這波伊波拉病毒出血熱疫情始於二〇一四年早春，原本源自幾內亞，在那個地區醞釀了幾個月，後來才傳播到相鄰的獅子山，結果在獅子山的病例和死亡數量都超過了幾內亞。到二〇一六年一月，獅子山依舊是全球還有活躍病例的唯一國家。這並不教人意外，因為位於西非沿岸的獅子山長達十年殘酷的內戰（到二〇〇二年截止）才剛結束，百廢待興，人民所得很低。

如果在幾內亞發生頭一個病例時，獅子山這個人口六百萬的熱帶國家能夠立刻動員，全力防疫，情況就會好得多。該國衛生體系的情況可以用一個客觀指標作為參考，那就是國民平均壽命為四十六歲（日本是八十六歲），嬰兒死亡率是每一千個活產嬰兒中，有一〇七．二個嬰兒死亡（冰島是一．六個）。嬰兒死亡率如此高是重大悲劇，等於所有的嬰兒中，有百分之十在一歲前就瀕臨死亡。

獅子山初步的衛生基礎架構，在面對伊波拉這種傳染力強的新病毒時全軍覆沒。醫師必須處理超級傳播者的問題，再加上當地文化習俗（親人與病人和死者會有親密接觸）、都市人口密集、市區邊緣則有貧民窟、人們不願承認病例，也拒絕交代他們接觸的對象、引起人民反感的防疫決策如大規模檢疫、施以重罰，和訊息不確實等，都使情況雪上加霜。

到了夏天，國家領導階層發現他們的公衛策略未能達到效果，很大的原因是衛生部沒有蒐集到足夠的醫療情報，不明白問題的嚴重性，因此總統成立了新的大型合作架構：全國伊波拉疫情應變中心（National Ebola Response Center, NERC），教人驚訝的是，負責人是國防部長。

除了中央外，各地也成立了類似機構，稱為DERC，由總統指派各地區協調主任負責。因此伊波拉疫情中心人員的任命是出於政治考量，一以貫之。對於像我這樣曾經在卡崔娜颶風後，在紐奧良看過那些政治人物表現的人而言，實在不太保險。不過六個月之後，我擔任全美世衛組織監察主任，第二次造訪此地時，結識了退役少校國防部長帕洛·康德（Palo Conteh），對他有了進一步了解，也為他實事求是的作風大感佩服。

NERC包括數個主要項目，包括病例管理，納入疫情監控和實驗室作業的公衛部門、社會動員、安葬、後勤、溝通，和保護倖存者，滿足他們在心理社會方面的需求。

中央政府設了一一七電話號碼，任何懷疑自己染病，或知道有疑似病例的人都可撥打這個號碼。不過為了保障工作，也因為有時全國熱線無法取得相關細節，因此各地區的應變團隊也用自己私人的手機，成立了同樣的專線服務。只是有一段時間，獅子山每週有五百個病例，要追蹤的接觸對象多達五千人，全國十四區共有一百四十九個小區，村莊恐怕多達六千以上，因此全國系統和地方當然免不了脆弱的連結。

不幸的是，這種以安全為重的應變方式規定，只要有疑似病例，在同一院子內的所有住戶都得檢疫，常常會擴及全村，並且實施大規模宵禁。雖然後來各地官員縮減了禁令範圍，由「全村」改為「某些院落」，甚至偶爾只限個人，可是這種亂槍打鳥的作風已經造成社區和應變單位的對立，導致社區民眾對生病或者已經死亡的人隱匿不報。

打造因應疫情的能力只是第一階段，第二階段則是要設法把新病例減至零，這也是我要效力之處。

在一次簡報中，我聽到醫療工作人員依舊受到感染的資料。這也難怪，想想許多人漫不經心的舉止，比如脫下護目鏡之後用手揉眼睛、在生物防護單元內吸菸，或者把手機帶進管制區使用。另外，有些醫護人員依舊在社區內照顧病人，他們的感染並不適合歸在醫療環境的統計數字裡，可是若把這些醫護人員歸入社區感染，卻又是以社區接觸為藉口，隱瞞了治療中心傳染控制疏失的問題。

•••

在自由城，世衛組織由日內瓦派來的另一位顧問黛芬・庫瓦西耶（Delphine

Courvoisier）醫師也在整合資料，想找出其中脈絡。她把各個脈絡告訴我，包括十三個實驗室蒐集來的實驗資訊、病毒出血熱監測系統資訊，還有另一個地區的報告系統，以及要把所有資料來源組合在一起的困難。總結來說，資料全看實驗室裡的人是持正面或負面看法而定。只是資料系統大多老舊過時，根本談不上正確：有些檢體找不到病人，有些病人卻沒有檢體，姓名拼寫的方式也沒有標準。

形形色色的所有資料應該都要送往衛生部，然後彙整組合成為一個系統，可是辦不到，因為系統原本的設計無法結合這許多紀錄。人人都有他自己對資料的推算法，也就是說，大家的病例各不相同：疑似病例和可能病例。資料中重複之處未必刪除，而且取得的資料也要等兩三週才會輸進資料庫。

身為流行病學家，我首先提出的問題是關於資料的來源和流程。我到了各地區，才明白所有的死亡和可疑病例都該向DERC報告。死者的口腔應採取拭子，檢體應送去做病毒核酸篩檢，接著獨立的監控小組就會取得病例，填寫病例報告表。小組也會去探視病人，並填寫報告表，如果病人符合可疑病例的條件，就會叫救護車來把他送到伊波拉病毒治療中心做臨床診斷，並抽血送到實驗室檢驗。如果經實驗室證實病人染病，調查小組就會回頭來做更深入的訪談，填寫另一張表。接下來二十一天，追蹤團隊也會天天來報到，追查新病例所接觸的每一個人——再填更多表，為同一姓名填上更多不同的拼法。

一個重大的挑戰是要讓同一個人所有的檢體都有相同的病例號碼。在這波疫情稍後，CDC提供了附有三個條碼的監控單，如果同一名病人有三個檢體，就各用一個條碼，但若病人繼續留下來，醫師要採取更多檢體時，就得填一張新的監控單，檢體上得貼新條碼。因此同一個人可能會有好幾個識別碼。檢體送到實驗室常會拖延，尤其採取檢體的人要負責死亡病例時更是如此。有一個檢體延誤了八天才送到實驗室，而且結果呈陽性。

流行病學團隊會憑實驗室製作的表，以陽性結果來判定病人是否為確定病例，可是有時衛生部會說：「雖然是陽性結果，但卻不是確定病例。」這或許是因為他們知道測驗結果重複之故，但更常的情況是，這樣做是為了要限制和掌控病例的數目。

黛芬一更新資料庫，把實驗室測試陽性結果的病例連結到流行病網站上，不到一分鐘就發現增加了五百個病例，這對像我這樣的統計和流行病學者是非常困擾的異常狀況。更氣人的是，等我抽絲剝繭找到蒐集這份資料的地區時，才發現當地的流行病學者根本沒有使用自由城努力整理的系統。

當時擔任世衛組織非洲區辦事處衛生安全和緊急計畫醫官的約提．札布隆（Yoti Zabulon）醫師也向我指出了類似的根本問題。札布隆如今擔任世衛組織獅子山副主任，這個為他新設立的職務，主要是讓他負責世衛組織國家辦事處的應變工作。我們在數年前處理烏干達伊波拉疫情時相識，再沒有人比他更懂如何應付這些事了。

二〇一四年六月，他曾告訴當局說，「封鎖疫情需要的經費為二十七萬六千元。」其中約百分之十將用在監控上。他還說他們大概需要十六輛車，可是當時卻沒有任何單位願意支援。八個月後的二月，我坐在他的辦公室，他把窗外的車隊指給我看，車子多到連停車位都不夠，還得停在道路兩旁。在原本可以伸出援手之際，世衛組織、捐贈者和政府官方都沒有提供必要的資源，一直到有美國人生了病，得火速送回美國救治時，西非的伊波拉疫情才成了「全球的緊急事件」，經費源源不絕。以全球的層面來看，儘管無國界醫生及其他醫療團體敦促，世衛組織還是拖了一個月，才把疫情列為「國際關注緊急公共衛生事件」（public health emergency of international concern, PHEIC）。

我先前已向柯列瑞醫師申請用車，以便四處查訪，可是我還得取得當地安全官員的許可。我得先上聯合國安全防護系統網站，報告我所有的行程，要用什麼車輛，哪一天要實地考察，會在哪裡停留。雖然我試圖照辦，但和旅館房內捉摸不定的網際網路搏鬥數小時後仍毫無結果。我想一定還有更好的辦法。

因此第二天，我就不顧一切直接找人幫忙，雖然還是花了幾小時，但最後他們幫我找來了柯里斯平，這是個可愛的當地人，從沒有見過祖國的其他地方。他為當地一家租車公司開一輛日產的 Pathfinder 休旅車，我們一起上路去探索世界。先出發，再來想辦法解決攸關緊要的問題，比如去哪裡加油，要住在哪裡之類的。離城之前，唯一不能不帶的是本地的貨幣，因為我們要去的地方恐怕不收信用卡。所以趁我去買明信片和午餐之際，柯里斯平就去街上黑市安排換錢。等我回到車上，有個背著郵差包的人就鑽進後座，我給他美元，他則給我大把的獅子山幣，兌美元的匯率大約是四千兩百比一。

我們一去就是四周，一路路況很糟，沒有自來水，通常也沒有電，但我們卻帶著好幾袋現金。要順帶一提的是，世衛組織的車上不得有武器，所以我們只能聽天由命。

• • •

二十年前，我還是個年輕的流行病專家，自己蒐集和分析資料，如今我在這裡卻成了科諾、科伊納杜古、邦巴利和通科利利的地區流行病專家資深顧問，負責以更具策略性的角度來思考預防措施，和該如何改進等問題。

幸好五十多年來，伊波拉病毒傳染和預防的基本科學並沒有改變，病人傳染給家人和醫護人員，或是因接觸屍體和在醫療環境內感染，也可能是因少數超級傳播者造成疫情爆發。要避免這些傳染途徑的預防措施，就是隔離病人、安全地埋葬死者、監控接觸病人的人，以及改善醫療環境的防疫措施。拜無國界醫生、國際紅十字會、健康夥伴組織及其他多個臨床夥伴的協助，這次的疫情有較多的重點放在照顧受感染的病人和降低他們的死亡率上，不過主要的挑戰，依舊是如何以最佳方式落實證實有效的作法，讓疫情歸零，同時也以深植當地文化的方法傳達科學知識，讓社區以他們自己的方法真正投入防疫工作。

我們先去科伊納杜古，這是最偏遠的西北地區，當地經濟是以挖掘鑽石和金礦為主，即使如此，甚至在首府卡巴拉也依舊沒有自來水和電。

在相當於本地麗池飯店的溫蒂賓館，所有房間都已經被非政府組織的人員訂光，我們只好湊和去住兩層樓的磚造建築，裡面一條走道通往十幾間小房間，有點像平價汽車旅館Motel 6，只是沒電沒水，雖然業者有心要安排這些設施，但目前卻只能畫餅充飢。

城裡有個地方可以找到吃的東西，我在那裡的第一餐有一些神秘的肉類漂在油裡，上面灑了半杯美乃滋，還有蕃茄醬和一條法國長棍麵包。我的第一個念頭是，這和平常的食物相差太遠，我實在不知道該由哪裡吃起。第二個念頭是，我餓了，不過他們又說食物是符合清真教規的。在這個穆斯林國家，大部分的食物都是清真，因此儘管違反了許多食物安全的規定，我還是心滿意足地吞下我的晚餐，並且祈禱它能和我胃腸裡的細菌和平共處。

我房間裡有個垃圾桶，裝滿了沖馬桶以及其他盥洗用途的水。他們確實有用汽油為動力的發電機，晚上可以發幾小時的電，大概正好夠你為手機充電。天花板上有個吊扇，但我一開它就解體，碎片四處飛噴，最後我只好決定，就算空氣靜止悶熱也沒關係，只要沒有器械四處亂飛就好。

我睡覺時一定掛蚊帳，早上起床也總會先甩一甩鞋子，以免有什麼生物躲在裡面。但早上不供電，因此我得摸黑漱洗。早餐則是一個白煮蛋，再一大坨美乃滋，還有另一片神秘肉片。

我覺得「資深田野流行病學者」這種頭銜聽起來太平凡，而且因為我被派往這麼多地區，因此我自稱「巡迴流行病學者」。但後來我又覺得這稱謂不妥，再改為「放山流行病學家」，最後同事說，既然我工作範圍如此之廣，可以說和做我想做的，而且毫不猶豫，不如稱我為「未馴服的流行病學者」。

我就這樣在各個鄉村地區巡迴，和所有在地團隊求教，如世衛組織的流行病專家和他們的主管。接著我也加入埋葬病人屍體的團隊，觀察他們怎麼做，說：「這做得很好，讓我把這種作法告訴其他地區」，或者「好，還有其他辦法讓我們降到零。」這些團隊工作數月，已經筋疲力竭，降到零意味著沒有新病例，這是提振他們士氣的咒語。

這次疫情和先前幾次最大的不同之處，是不論我到哪裡，不論多麼偏遠，至少在工作場地都有衛星互聯網連結。只可惜他們還沒找出辦法，讓這種連結發揮最大的潛力。

•••

經常看到的情況是，所謂資料蒐集就是由某人填了一張表，然後表被送到根本不明究理的人那裡。這人只知道要把它輸入資料庫，把它視為一份工作，一個機械化的程序，讓資料一路送往自由城。然後，收到資訊的人盯著瞧了一番，說：「哦，我們能由這些資料找出什麼意義？」再把它和感染最嚴重的另兩個國家幾內亞和賴比瑞亞的資料一起送到日內瓦，讓大家鑽研。

遺憾的是，如果你實地調查，就會知道這些數字根本就沒有意義。這些資料輸入時都未經驗證，也沒有記錄接觸對象，世衛組織團隊或當地衛生機構並未認證，因此沒有人願意擔保這些數字的正確。可是在日內瓦的人對此卻一無所知，以為這些數字千真萬確，就連在自由城，都把這些數字奉若聖旨。

我發現有些疫區根本沒有報告數字，表示當地並無死者。顯然伊波拉的疫情也造成了大家不老實的情況，因為人們擔心招來強迫隔離檢疫，或者憂慮摯愛親人的遺體無法安葬。如果有人死亡，應該要召請醫療工作人員為他採取檢體，但有許多地方根本就沒有做到這一步。我們開玩笑說，如果你想永生不死，就該搬到從不報告死亡案例的某某村。

在其他地方，則是沒有人生病，而是直接死亡。像這樣的疫情中，人應該會先生病再死亡，但許多村民為了避免檢疫，或者怕病人會被帶走，因此隱瞞病情，直到他死亡。同樣教人頭痛的是，地方團隊不去徹底了解資訊流。這些原本是他們該蒐集的資料，以作為決策考量的基礎。他們只知道該要有些數字，所以就設法孵出一些數字，即使這些數字根本不確實。

由於這些資料庫沒有完成，很難使用，因此所能做的就只剩下找出今天誰的檢體是陽性，查出這人和另一個檢體陽性的人有什麼相關。問題是，誰是他們共同的接觸對象？這在公衛應變上是非常狹隘的觀點。如果有更多資料，地方和國家團隊在面對疫情及其如何傳播上就能更具策略性。

不過老實說，我在獅子山看到的這種資料混亂和錯置，在美國也常常發生。儘管我們有現代系統，大家依舊用不同的Excel試算表，必須整合後才能確定每一次疫情有多少病例。我們還沒有培養出足夠的信任，創造出人人都能輸入資料的單一資料庫。兩地有同樣的問題——戰爭使得資料不全、資料所有權、資料真實性、資料共享、數據視覺化，只是這些問題在平均每人GDP只有四百美元的地方更加明顯。

我讓我負責區域的公衛人員想想這個疾病其他的重要問題。凡是這種病毒引起的疾病，我們都稱為伊波拉疾病，但在治療單位中，卻把病人分為「濕」和「乾」兩類，濕指的是嘔吐或下痢或者有血液方面症狀的病人。我提出問題：這兩者真的是兩種不同的臨床表現嗎？這樣的標籤是否指出其中一種可能死亡或傳染更多的病人？我鼓勵他們檢查自己的資料，做出更精細，也更有用的決定。

最低限度，追蹤接觸者和後續作業就做得不好。在我稱為「失落連結」的傳播鏈上，這點十分明顯。公衛人員可以追蹤到病人七八％的接觸對象，並且知道其源頭，但剩下的二二％卻沒辦法辨識。其中或許一半以上是因為追蹤者無法找出病史，或者病人真的不知道自己是怎麼感染的，也可能他們為了種種理由，隱匿自己在哪裡受感染的事實。我相信，可能有一小部分人是受到病情並不嚴重者的感染。由於受感染者無法辨識出把病傳染給他的人，因此這人就成了漏網之魚，並未被當成可能的感染源，納入公衛系統。

教人不安的是，在受檢疫的家庭中，即使每天都該有追蹤團隊檢查接觸者兩次，確保人人都健康，卻還是有太多接觸者生病瀕死的報告。這可能是追蹤者未能做好評估，或者沒有做到答應要做的事。他們錯過了一些病人，或者沒有徹底調查病人的家人，比如被迅速送到別處結果發病的兒童。

我在二〇一五年八月回到獅子山，也就是我第一次來到此地之後六個月，我在還有疫情的三個區洛克港、坎比亞和市區繼續四處走動，調查最啟人疑竇的病例。大體說來，我們對其他國家的感染病人接觸不夠，對比較特別的病例所知不多。但這次的疫情規模如此龐大，時間又延續如此長久，因此得以看到各種病例，對伊波拉病毒的本質也有更深刻的了解。

至少有一對男女病例看來是經由性行為傳染。這名男病人回家數週後，在全社區沒有其他病例的情況下，把病傳染給他的伴侶。實驗室的資料和其他敘述也證明這點，因此我們建議病人自發病後九十天內，性行為都要戴保險套。後來我們又發現其他許多這樣的性行為傳染病例。

但在非洲鄉下提供保險套並教他們使用並非易事。情況很混亂。因為有個省分的男性因可能傳染給伴侶而遭拘禁，而且公衛人員也並非全都相信這種病毒會由性行為傳播。我寫了一份報告，記錄一些成對病人的情況，提出病毒會經由性行為傳染，想要提出警告，讓大家注意這種情況可能比我們認為的更普遍，可是世衛組織期刊不願發表。幾週後，實驗室的資料證實幾內亞有一對男女病人是由性行為傳染，並且遭到大肆宣揚，之後又有一個研究證實，病人的精子可能持續九個月都會致病，因此即使在最後一個伊波拉病例結束之後過了兩輪潛伏期（約四十二天），依舊要再保持九個月的警覺，因為倖存者的伴侶可能會生病。病毒除了在睪丸內可以存活之外，也能在如腦部、眼睛和胎兒等其他「免疫特權區」存活，使情況益形複雜。比較穩妥的想法是，疫情即使緩和下來，也並不代表它就此結束。

另外，我也首度證實，你可能會由症狀輕微，甚至沒有症狀的人身上，染上伊波拉病毒。這個調查引起了某些人的不快。

這個例子和因為家人染上伊波拉病毒而隔離檢疫的一群人相關。在他們結束隔離之後三天，兩人因伊波拉病毒而生病。這引起的問題包括潛伏期的長短是否正確，以及這些人是否真的隔離——儘管追蹤人員一天至少來訪視他們兩次。有個病例是遭隔離婦女正在哺乳的女嬰，另一個則是這名婦女的姊姊。這個媽媽並沒有症狀，或者僅有極輕微的症狀，因此追蹤人員在一天兩次的訪視中並沒有看出來，但在做血液測試時，發現這個媽媽血液中有病毒抗體，她的母奶做病毒測驗時也呈陽性。嬰兒和她阿姨的病毒和餵母奶的母親最接近，做母親的也就是需要隔離的原始病例。只是，嬰兒或許可以說是由母乳而傳染，但她阿姨卻不是。這意味著你感染後可能只有輕微或沒有症狀（這種情況在傳染病屢見不鮮），但依舊會傳播病毒（在預防上相當棘手）。

• • •

每隔兩三天，我們就轉往另一個地區，下個地區是邦巴利。總統在這裡有好幾個家，幾乎每個週末都會回來，不用說，該區的協調員十分緊張。

我們停留在首府馬卡尼，住進一家即使以美國標準來看也很不錯的旅館，在路上奔波一週之後，這裡簡直是天堂。由於這一區和我下一個目的地通科利利很近，因此我在同一間旅館住了一週。

一如既往，我會和世衛組織的人員聊聊，然後和監察團隊、埋葬團隊、追蹤接觸對象的團隊，或病例調查人員一起待上一天，了解他們怎麼做，如果確定有更好的作法，就向他們提出建議。等我晚上回到飯店，再把所見所思整理出來，和四個地區所有的團隊分享：「這些是你們該考量的事物。」

這些團隊能夠接納我每隔三四天提出的隨想，因為這讓他們覺得有人聆聽他們的意見，也提醒他們自己在更大的願景中所扮演的角色，而這也促成了改變。

我要去的最後一個地區科諾是鑽石礦區，柯里斯平的小日產車無法承受那裡的惡劣路況，因此我被分派到一位駕駛四驅車的新司機。只是因為沒有住處，對方通知我說暫時先別上路。不過我表示可以睡在車上，於是我們就這麼出發，前往瓜都。接下來是四小時（約一百一十哩）可怕的路況，幸好等我抵達，一位流行病專家趕回自由城去協助處理疫情，讓我能借住他在鑽石飯店中的房間。這間飯店是獅子山駐中國大使開的。

我回到自由城後，很高興病例和死亡人數都已減少，但接著我最先停留的阿伯丁地區，漁民卻突然發生群聚病例。我住過的燈塔山旅館遭封館，士兵在街角用繩索攔住十字路口，強迫檢疫。阿伯丁應該有七百個居民和三處公廁，在疫情安靜一陣之後，又在隔離中出現群聚，這個模式一直持續到官方宣布疫情結束為止。

在阿伯丁群聚病例中，有一名男子被隔離檢疫兩天後脫逃到邦巴利。他的親友都認為他是遭「巫術槍」射中（或詛咒），因此召來草藥醫生，讓這位傳統醫生消除他們認為使人致病的魔法。當地人說「遭巫術槍射中」，就是以槍的力量所做的嚴重詛咒。另一個相關的詛咒是「巫婆墜機」，用來解釋同時發生大規模的死亡。最重要的是，儘管瘧疾和其他疾病可以去看一般醫生，可是遭「巫術槍」射中只能由傳統醫生來醫治。

這個病人以傳統的方式洗浴，並且用藥草塗抹全身，折磨了三十六小時才死亡，而在這個過程中的肢體接觸，讓上百人暴露在病毒下，三、四十人受到感染。

我又重新巡迴原本那四個地區，再度由科伊納杜古開始。頭一夜我住在酋長的小屋裡。科伊納杜古一百零六個病例中，有一百零三個就在這酋長的轄區。他的房子在山坡上，由煤渣磚砌成，不過世衛組織已經為他裝了一台發電機，而且我們已經有衛星連線。他們說接下來要裝水塔（不過我在的時候還是用水桶）。總之，酋長準備就像土匪一樣，把世衛組織和非政府組織提供的所有設備都裝進他的房子，再度證明儘管這波疫情很糟，仍有人能得到好處。

各地區緊急應變中心的總幹事一定都是國防部的人，直接向總統報告，這意味著許多情況下，這個地區的衛生官員要不就是袖手旁觀，要不就是根本不見人影。

軍事背景讓防疫工作執行起來迅速得多，意見交換簡單乾脆，直指核心，很少有我以前慣見的冗長討論。不過一個明顯的事實是，若沒有地方醫療團隊的支援，或者沒有確實的醫學意見可供參考，領導階層不明白這種疾病的來龍去脈，往往會因為不以證據為基礎，而做出糟糕的決定。

這些地區中，許多地方也有新成立聯合國伊波拉緊急應變任務小組的代表。聯合國成立這個小組是彌補傳統世衛組織應變的缺失，結構經過修訂調整，分擔了世衛組織傳統的公衛責任，讓聯合國兒童基金會負責社會動員，而聯合國人口基金會負責追查與病人接觸的對象。然而很快地就發現，這兩個單位並沒有足夠的專業知識來負責這些事情，因此獅子山的世衛組織單位必須為他們延請技術專家。

• • •

遺憾的是，獅子山的作業效率有它的代價。由於這個國家基本上是以軍警而非公衛角度來因應伊波拉變局，因此很難讓社區參與，疫情足足花了一年多才控制下來。

這種強制作法中最主要的例子就是強迫檢疫，有時不只是全家，而是全村。你的房子是只有兩個房間的泥土小屋，上面蓋著茅草屋頂，一家二十口都住在一起，而你們得在裡面待二十一天，確定有沒有人生病。要是其中有一個人感染了，時間就要重設，全體從頭再被關二十一天。

有的房子被隔離了三個月，因為家族中一直有人感染，時間一直重設。在更早的時候，檢疫單位甚至沒有及時供應食物，因此很容易就會造成挨餓。和政府當局合作的國際非政府組織在提供食物上做的比較好，但大家還是會隱瞞病例，因為他們不想遭到隔離，有時他們會逃跑，結果讓疫情傳播到其他地方。你能因為他們想逃出這種絕境而責備他們嗎？

控制流行病，要考慮的不只是數字，也要設身處地思考這些數字代表的是什麼樣的日常經驗。這表示要設法了解這些人的處境，他們的想法，他們的恐懼，然後想出不會讓他們躲藏或逃跑的解決辦法。如果他們把我們當作懲罰者，就會逃跑；如果他們認為我們能提供解決辦法，他們就會參與。要解決規模這麼大的疫情，我們需要他們參與。但如果我們不先嘗試了解對方，他們永遠也不會了解我們。

不論怎麼宣傳伊波拉出血熱的成因，人們在面對疫情時依舊會有荒唐的作法和錯誤的判斷，而這的確要歸因於漫長的文化史和習慣，很難改變。

在我去考察的科諾區有一座福音教會，有五位牧師，其中兩位因伊波拉出血熱死亡，另兩位正在檢疫病毒，一位則安然無恙。這個教會行許多按手禮，和傳統療法的作法很像，而這正是傳染的大好機會。其中一位牧師把一名接觸過伊波拉病人的婦女藏在偏遠的村子裡，甚至可能提供她醫藥，最後醫療團隊才找到她，把她收容進來醫治。

在科伊納杜古地區，有一名傳統的接生婆出現了伊波拉病毒感染的症狀，當地村長叫了一輛載客機車接她去預防性的初級保健中心治療。他原本該撥打專線電話，或警告地區緊急應變中心，請他們派救護車來接她。因為這個疏失，村長遭大酋長停職。此時大部分的孕婦都已經流產並死亡。傳統接生婆有很高的風險會遭感染，這個接生婆最後證實有伊波拉病毒，因此所接觸的每一個人都要隔離檢疫。這回載客機車的駕駛人沒事，但很多這樣的駕駛人卻遭感染而死亡。

這名接生婆送進初級醫療中心時發燒、胸痛，還有其他症狀，但中心的護士卻並沒有綜合這些症狀說：「這可能是伊波拉出血熱。」反而告訴我們說，「她撞到胸部，因此會痛。」最後這名護士和全醫療中心全都得隔離。這時災情已經發展了一年，我們卻依舊看到這樣離譜的疏失。

不論大家怎麼掩飾假裝，人人對傳染途徑都心知肚明。比如有個年輕女性死亡，因為驗出伊波拉病毒，因此被轉給安葬團隊。她母親原本說她突然死亡，並沒有到過其他地方，不可能被人傳染；又說除了住在一起的家人之外，她沒有接觸其他人。但經過盤問之後，卻發現這名女性先是病了數天，然後到診所求診，診所說她懷孕了（不論怎麼定義，我都會把她的男友當作親密接觸對象！）接著她躲進樹叢中。等她回家之時，基本上就只是等死。接下來的查問卻又發現這名女性先前去過自由城，這說明了她是怎麼受到感染。我們聯繫了在診所裡照顧她的護士說：「很抱歉要告訴你，你有一名病人證實染上伊波拉病毒，因此你也要隔離檢疫。」

她答道：「我沒有和任何病人接觸過。我在城裡工作。明天我就會去上班。」次日她回到診所，否認和這個病例有過接觸。但死者的母親卻說她是照顧她女兒的護士。

當這名護士無法再否認曾和這名女孩有過接觸之後，她說：「我穿了PPE。」她指的是個人全身防護裝備（personal protective equipment）。

「診所裡還有哪些人？」

「沒有別人，」她說，「只有我一個。」

但我們明明看到有人在那裡進進出出，儘管這種地方並不提供服務，但總有人潮，甚至還有一個男人住在那裡。

「那麼懷孕測試是怎麼回事？」

「我教她怎麼用，她自己做尿液測試，自己把試劑放進尿液，自己讀結果，發現是陽性之後就把尿液倒入後面的廁所，因此沒有人會接觸到。等她走了，我才脫下防護裝備。」

很明顯這全是胡說，這名護士很清楚伊波拉怎麼傳播，也知道自己暴露在病毒下，可能生病死亡，但她依舊盡量不牽連別人，不讓他們被列進接觸對象的名單。只是她這樣搪塞我們，隱瞞資訊，反而使許多人有遭傳染的風險。

•••

這就是為什麼在像這樣的疫情中，真正的挑戰並不在科學，而是在社會方面——人類學。我們知道伊波拉病毒並不是由巫術槍和魔法傳播，而是只能藉由身體接觸傳染。我們也知道在接觸受害者時該怎麼處理，才能阻絕傳播，比如不要清洗屍體，把病人隔離在治療伊波拉病毒的特別病房。可是該怎麼把這些知識傳達給這些社群？他們對細菌理論所知不多，長久以來的文化傳統以巫術魔法為重心，埋葬的儀式中又有許多要用手碰觸死者的動作。

經歷這些的人類學者開始採用「社會動員」這個術語，但我想他們到頭來還是會說：「其實更重要的是社區參與，授權給社區自行處理這些問題。」他們警示我們有些作法會破壞信任，比如制定緊急章程，規定居民如果收容病患卻不及時報告他們的病情，或者家裡來了訪客卻未登記等，就要處以罰款或坐牢。

我很少看到當局和社區有真正的夥伴關係，我認為這就是疫情為什麼經歷這麼久還無法撲滅的原因。

每當我和實地作業團隊一起下鄉，就會提醒他們，一定要從村長或當地社區領袖著手，讓他們成為解決方法，而不能只把他們當作問題。因此我們必須信任他們，也讓他們信任我們，而這就是棘手之處。

當你要和社區合作時，就會發現雙方在教育和科學世界觀的鴻溝。他們相信巫術槍，你相信細菌理論。在疫情中心村落裡的村民不讀《紐約時報》，對全球效應也一無所知。他們得到的大部分資訊都是來自口耳相傳。

接著國際團體帶著傲慢的態度來了：「我們懂科學，所以我們知道該怎麼遏止疫情。」他們無視於社區獨特的問題，就連美國也是如此。我們當然沒有意識到西非城市爆發疫情的獨特文化層面，而這可能就是我們第一天就該去請教傳統巫醫的範疇，向他們說：「你好，你現在也成為醫療弟兄的一員，這是我們的暗號，現在奉上你的每日津貼。」

巫術槍和小到看不見的生物攻擊細胞的觀念，兩者真有那麼大的不同嗎？唯有當你要運用你的細菌理論治療病人，並且努力防止其他人遭傳染時，這樣的差別才攸關緊要。

但是要讓傳統巫醫聽進我們的話，我們得先尊重他們。他們在社區裡德高望眾，我們必須謙遜地說：「這是我所知道以及我如何知道的事，但你對這個社區的了解遠比我更深入，所以請讓我們攜手合作。」

在這裡，科技和藥物學並不重要，重要的是要完全的透明，也就是不隱藏，不偷走病人或死者的遺體。這種鬼鬼祟祟的行為在伊波拉病毒這麼嚴重的疾病中，會帶來真正的大問題。人們已經習慣清洗屍身的儀式，如果你光是跑來說：「不行，不能這樣做。」勢必會招來反抗。清洗屍身是他們哀悼儀式的一部分。那麼該怎麼做，才能一方面讓他們能夠哀悼，卻又改變這樣的儀式？

要是我們的人員進村子時全身包著防護衣，村民一定會想：他們是火星來的嗎？發生了什麼事？

完全不同的另一種作法是，到村子裡找村長和巫醫，說明光是住在村子裡並不會有染病的風險，然後再說：「好了，我們的人要穿戴防護衣，把屍體放進袋子裡，然後用消毒液噴灑袋子後再深埋進土裡。等遺體封進袋內，我們就會把它放到外面，讓你們以不接觸的方式做祈禱或其他習俗。我們這樣做是為了確保不會有風險。」

他們的確明白社區裡疾病和死亡的模式，但不管是因伊波拉病毒或瘧疾而死，一樣都是死。我們的作法讓他們在面對新的疾病時，一如他們得瘧疾時，面對的依舊是平時照顧他們的醫療人員。

在整個西非，有些社區從沒見過政府派人來，不論是瘧疾或傷寒流行時都一樣。可是突然之間，出現了這種可怕的疾病，政府卻帶著許多外界組織來，居民不由得納悶：「這次的疾病和以往我們得了會死的疾病一樣，為什麼你們對這種病這麼有興趣？還有，我哥哥因瘧疾而死的時候，你們又在哪裡？」他們還說：「為什麼我要擔心伊波拉病毒？我就照著巫醫說的做，說不定病就會消失了。」

「為什麼？」

「因為我哥哥生病時除了巫醫之外，沒人理他。」

不論在什麼環境下，不管是有漢他病毒的印地安保留區，或者是退伍軍人症流行的紐約市，只要發生疫情，最棘手的問題就是對未知的恐懼，而且不論人們對科學的了解到什麼樣的程度，都一樣有這種非理性的恐懼。

在疫情方興未艾之時，另一個相關的問題就是衛生部和公衛人員提高了需求，但卻沒有增加供給。他們在各地告訴居民說：「到醫院來，打電話給我們處理死者，如果家裡有人生病，記得戴手套。」只是根本沒有手套，醫院更是一床難求。這造成了社區和權力架構之間的不信任，需要花很長的時間才解決。另外，如果你傳播伊波拉出血熱病毒必然致命的訊息，等於是說：「你必死無疑。」那又何必離開自己摯愛的人，去醫院求治？

這種不信任又因為人人都靠疫情撈了一筆而更加嚴重。非政府組織花錢聘請本地人擔任廚師、司機、接觸者追蹤人、救護車司機等等，還幫他們的手機加了值。一夕之間，這個疾病周遭就出現了迷你經濟，因為這種病是西方人擔心害怕的疾病。

接下來免不了會發生的，就是在每一次災情中，我必然會看到的罷工。他們說：「我們的薪酬太少。」多年來他們工作連定時發薪都辦不到，即使有，薪水也寥寥可數，他們還是接下那些工作，如今突然之間，在特別緊急的時刻（以及由非政府組織湧來的特別資金），他們卻說：「我非得拿到那些特別津貼和獎金不可，不然我就不工作。」至少它突顯了他們經常遭受的可恥待遇。

接下來他們提出的問題是：「為什麼我表弟沒有得到那份工作？」唔，說不定是因為你表弟人在首都，不是在我們需要追蹤人的各偏遠地區。因為制度中的一些貪腐行為，產生許多資源分配不當或不均的例子，而且這些貪腐發生在政府的所有階層。

負責作業的麥肯錫顧問克拉文經常提出的問題是：「我們要怎麼改變，使接觸帶菌者的人會想留下來，而不是逃跑？」也就是說，你不能老是拿棍子打他們，必須要給他們胡蘿蔔。

在自由城和其他地方，全國應變團隊想出各種創意點子，比如為檢疫的人提供醫療，作為讓他們等待二十一天隔離期滿的誘因，並且建立信任。如果你幫他們醫治感冒、頭痛、關節痛，那麼當他們真正染上伊波拉出血熱時，也會來向你求助，而不是設法隱藏。我們還要確定他們有食物和水，這些都是非常基本的事物。

只要牽涉到政治，衛生資料就有了力量。由於伊波拉疫情，所有的死亡人口都要報告，採取口腔拭子送到實驗室，並且把遺體安全下葬。這些死亡資料通常都會列在NERC的大告示板上。在伊波拉病例減少之後，可以很明顯看出死亡的大半是非常小的幼兒，這引發了許多質疑。國家衛生和政治領袖開會討論資料的真實與否，以及有什麼樣的解決辦法。雖然幼兒死亡率高早已是眾所周知的事，但如今這些孩子有了清楚的名字、年齡和村落的位置，而不只是個統計數字而已，讓他們獲得了改變的契機。

不理性的恐懼和行為當然不限於科伊納杜古的卡巴拉村。究竟哪一種情況比較糟：抱持原始信仰，對細菌理論一無所知的人不理性，還是生活在複雜都市，卻滿腦子都是錯誤資訊的人？

在西方世界，偏遠地方的伊波拉疫情和八卦名媛金．卡戴珊（Kim Kardashian）在電視螢光幕上同樣都是焦點，除非我們的注意力能夠持久一點，能夠想出較慎重較合適的回應，否則就只是由一個炒作的危機變換到另一個危機。獅子山鄉下村民的問題是資訊短缺，而高度開發國家的問題卻是資訊超載。

這並不表示西方國家就完全沒有相當於巫術槍的假新聞。最近美國爆發大規模痲疹疫情，有些病例是因為富裕的父母不讓孩子接種，怕他們會得自閉症，而這個消息的來源是上脫口秀的名流信口開河。還有一些共和黨的州長決定不理會美國憲法，要把伊波拉病人趕出他們的轄區。（非常像卡崔娜颶風侵襲時，以槍逼著紐奧良居民，不准他們進入郊區格雷特納市的警察，不是嗎？）

我們要記得的是，非理性思考有多種形式，人類面對恐懼時會產生荒謬的想法（有時這些想法甚至缺乏人性），舉世皆然。

這表示我們必須保持警覺，而不是只有在發生可怕事情，媒體突然瘋狂報導三天，然後又轉向下一個目標之時。我們該怎麼建立可靠的資訊系統，在真正發生壞事時，知道究竟是怎麼回事，分清楚事實和歇斯底里，提供支援？我們該怎麼確定大家都打了疫苗，並且獲得其他的臨床服務？我們該怎麼把保健的資訊提供給他們？你不能只有在某個駭人疾病發生，威脅到美國人之時，才大張旗鼓振作起來。

高所得國家除了為應變團隊提供新的資源之外，對西非當地的人口也提供了多種希望。如今我們有了新的預防工具，能為接觸病患的人施打疫苗，並以新藥物治療伊波拉病毒。

對西方國家，我們必須提高人民對科學的認識，一如在開發中國家。我們也得降低媒體的熱度，減少垃圾科學（以及垃圾媒體）進入我們的大腦。我們必須協助人們在形成意見之前，必須先看到確實的資料，而非聽名人信口開河。根據二〇〇七至一四年的數字，墨西哥人離開美國的人數明明比進入美國的人數增多了，美國人卻聽信傳言，以為一波波的墨西哥「強暴犯」和「乞丐」湧入美國；那若是發生真正的危機，如炭疽菌攻擊華府或卡崔娜颶風的侵襲擴大到全國之時，公民社會必然會徹底瓦解崩潰。

如果你以為非洲村落裡的牧師隱藏病患是非理性，那不妨換個場景，拭目以待若是中產階級白人在美國大都市街道上瀕死的錄影帶一播，會引發什麼樣的無知文化。你不能責怪非洲村民無知或不信任，因為他們沒有了解的機會，但在已開發國家，我們真的需要控制自己的情緒，在報導、分析，還有在我們的醫療體系中，多要求一點細緻精密。

二〇一一年，在H1N1流感流行時，福斯新聞指控美國政府等不及測試，就急著讓疫苗上市。後來等疫苗短缺時，他們又指控政府供應不夠快。或者在兔女郎說出像下面這樣的話：「疫苗是造成自閉症的主因，這種說法並非空穴來風。」是的，美女，你們這些人吹噓毫無絲毫證據，而且遭許多研究反駁的說法，這才是空穴來風。某些新聞媒體在乎的只是吸引讀者，這絕非好事。在新興傳染病決定要給大家顏色瞧瞧時，散播這種反科學的迷思絕不會有好結果。

10.面對下一波大流行病
人類與微生物的永恆之舞

真正成為頭條新聞的疫情，如伊波拉病毒、MERS和茲卡病毒所帶來的疾病，不該只把它們看成天災，而應視為在礦坑裡只要聞到瓦斯，就會鳴叫警告的金絲雀，提醒我們注意脆弱的公衛系統。

> 人不能兩次踏進同一條河流，因為這已不是同一條河，而人也不再是同一個人。
>
> ——古希臘哲人赫拉克利特（Heraclitus）

在南蘇丹，聽說人（不分男女老少）絕不可踏進河水裡，不過原因和古希臘哲人或者萬物皆流，無物常住的觀念無關，而是因為一種寄生於人體的寄生蟲幾內亞龍線蟲，又稱麥地那龍線蟲。這種蟲的幼蟲會寄生在人身上，造成稱為「dracunculiasis」的痛苦情況，這個拉丁字意思是「遭小龍折磨」。這種寄生蟲的幼蟲先寄生在跳蚤或橈足動物身上，如果人類飲用含有這些動物而未經過濾的水，細小的幼蟲就會進入人體腹部，由胃到腸，成為成蟲，然後交配。接著雄蟲死亡，雌蟲則鑽進宿主的下肢。起先沒有任何症狀，但大約一年後，皮膚上就會出現疼痛不堪的水泡，通常生在腳或腿上。宿主因疼痛，忍不住把腳泡進河流或池塘的水裡，以求舒緩，結果由傷口釋出更多的幼蟲，傳染週期周而復始。

這些蟲可能只有一兩毫米寬，卻長達一公尺，由腳或腿的傷口鑽出人體，過程痛苦且緩慢。蘇丹人用棍子捲繞這種討人厭的蟲，過程得耗時數週，在這段時間很難工作，甚至連走路都有問題，因此幾內亞龍線蟲病成了經濟發展的主要障礙。疼痛可能持續數月，直到蟲被由體內移出，但蟲體造成的潰瘍可能又會造成另外的感染。

這種病唯一還算好的地方，就是它只會感染人類，而且幼蟲在人體宿主體外只能存活三週，意即如果要持續寄生週期，只有很短的空窗期，水蚤必須在此時攝食龍線蟲的幼蟲。狗、豹和其他哺乳類偶見感染，但極稀少，因此只要終結人類的傳染週期，就可以徹底消滅這種病。

一九八六年，共有二十一國三百五十萬個病例。前美國總統卡特主持的慈善團體「卡特中心」努力想讓幾內亞龍線蟲成為繼天花之後，徹底絕跡的人類疾病，也將是頭一個不靠疫苗或藥物就徹底絕跡的疾病。

二〇〇四年，我赴蘇丹聯合州擔任六週義工，協助卡特中心的保健活動。我發現的是讓舉世各地人們痛苦煩憂諸多問題的總滙，其也將使許多醞釀或持續中的疾病終將找到自己的方式，擴散到你我身邊，不管是奧瑪哈或波士頓或聖荷西。我們或許活在富裕之邦，享受後工業資本主義的種種舒適，但折磨人類最貧困成員的微生物，藉由空中跨洲交通，距離我們也僅有幾小時的路程。

聯合州位於大上尼羅區，面積四萬兩千平方公里，共有一百二十萬至兩百萬人在此牧牛，雨季則務農為生。首都班提烏每天只供電九小時，沒有電話，住家沒有供水，沒有下水道，也沒有柏油路。「現代化」是以殘酷的方式來到此地。一九七〇年代這裡發現了石油，使原本在此土生土長的人被趕出家園，接下來是長久的內戰，持續至今。勒索、綁架、集體強暴和殺戮、掠奪農作和牛群、焚燒村落都成了司空見慣的常事。村民常常得在附近的樹叢和沼澤躲避軍隊的劫掠，這使他們難以耕種，食物嚴重匱乏。

二〇〇四年，卡特中心的目標是要讓走遠路才能喝到水的居民能夠有清水可飲。儘管把一種叫做替美磷的化學劑灑在水中，就能殺死幾內亞龍線蟲的幼蟲，不過光是用布過濾，就足以防止罹患這種寄生蟲病。因此我們和工作人員一起去找地開井，並且把過濾器分發給牧民，告訴他們把受感染的腿泡進他們飲水水源的危險。另一方面，我們也嘗試把計畫管理的基本觀念教給工作人員：如何設定目標，觀察結果，如何甄選人才，激勵義工，如何和總部聯繫溝通。

我們在當地時，由西蘇丹阿拉伯各民族組成的民兵金戈威德發起，而蘇丹政府支持的達爾富爾種族大屠殺正在進行。我們離殺戮最殘酷的西蘇丹還有一段距離，但當地一樣也有暴行發生。六年後，這個地方終於被南蘇丹併吞。我們如果要離開某個地區，必須在當天由駐地安全人員批准，而且必須在武裝人員的保護下，趁黑夜移動。一路上有無數的軍事哨站，通常都是由拿著AK-47的兒童站哨。

了解這些情況，對西方人來說深具啟發性。住在茅草屋頂的泥土屋裡，醒來時常看見蚊帳上有如你拳頭那般大的蜘蛛；雨季最好睡到戶外，以免大雨傾盆時蝎子會由屋椽上掉下來。這些對西方人都是震撼。對我而言，真正攸關緊要的那一刻是一天晚上，大雨沖垮了我們的廁所，我差點就一失足成千古恨，掉進坑裡。

蘇丹人所蒙受的艱苦和危險，正是這個世界上許多地區每天的經歷。南聯合州的情況糟糕到連無國界醫生都不得不在二〇一五年撤出。不過就在同一年，在卡特中心開始努力三十年後，全非洲僅有二十個幾內亞龍線蟲病的病例，表示這種寄生蟲已經快要絕跡。

因此即使在生活最艱苦的國家裡，只要我們集眾人的意志，加強社區參與，運用常識和科學，適度且持續地投資資源，公共衛生的進步是可能的。

• • •

人類從沒有不受微生物感染的時刻。即使是打獵採集的小群遊牧人口，依然會遭腸道的寄生蟲寄生，或是受環境中微生物的感染。不過約自一萬年前農業開始，人類安定下來，馴服動物，這些動物就能輕易把牠們的傳染病傳給我們。農業也造成城市興起，意即有足夠的人類群聚，可以光憑人對人的傳染，就讓微生物持續生存。

時間快轉千年，到二十世紀中業，細菌理論使得人類開始接種疫苗，改善衛生。第一場國際衛生會議於一八五一年在巴黎舉行，討論的焦點是對霍亂檢疫措施之必要。接著大家又發現了區分汙水和飲水的重要，以及用氯為飲水消毒，不但可以消滅傷寒和霍亂，也讓飲水的味道更好！這樣的進步使人興奮地預言傳染病必將絕跡。

可是在我們減少已開發世界傳染病的底線之際，新興的疾病卻愈來愈多，也對我們澆了一盆冷水。適者生存是這個星球上的生命法則，而在微生物與人互動之際，我們也看見它們時時都在適應和變化。

除了流感病毒基因會漂變甚至移轉，我們也看到微生物——細菌、病毒、黴菌和寄生蟲對抗生素和其他第一線藥物的強烈抵抗。這樣的抗拒造成困難梭狀桿菌這種致命的結腸感染、抗碳青黴烯類抗藥性腸道菌的血液感染、常見花柳病淋病、肺結核，和其他許多病菌的抗藥性。

每年美國至少有兩百萬人感染有抗藥性的細菌，至少兩萬三千人因這個直接因素而死亡。這些感染有很多都肇因於為了要讓牲畜長得快而大量施打的抗生素，導致微生物產生抗藥性，傳染給人類。但更大部分的原因則是來自人類不當使用抗生素，接著微生物由人傳染給人，而且常常是在醫療環境下。

在這個突變和傳播的過程中，微生物就像電動遊戲的玩家一樣，不斷晉級到下一級，直到它們擁有強力的新武器，使它們所向無敵。而同時，由於新抗生素的研究風險比繼續修改現有慢性病藥物來得大，因此我們人類在這場軍備競賽中落了下風。

如果這個趨勢持續下去，遲早我們會來到一個後抗生素時代，我們在醫療進展方面將退回一世紀以上。其實人人都可以盡一己之力，減緩這樣的趨勢，只要在罹患支氣管炎、一般感冒、非鏈球菌咽喉炎的喉嚨痛，或者只是流鼻涕時，不要用抗生素，還有在醫師開抗生素給你要「殺死」而非「傷害」病菌時，要服藥到療程完畢。不過除此之外，還有許多宏觀而非微觀的因素，會增加我們面臨新興傳染病的風險。

這些因素中，最有影響力的並非科學，而是政治層面。政治造成貧窮和社會不公，使某些人較容易遭感染，而某些人相對則否。至少目前是如此。政治促使戰爭和飢荒、脆弱的公共衛生系統，以及生物、化學和輻射物質恐怖主義。非洲和中東的政治紛擾，就像由緬甸到波哥大在各個不同時期出現的混亂失序一樣，使得人民流離失所，冒著傳染病的危險大舉移居，社會失望和不公則使沒有公民權的個人和團體犯下生物恐怖主義的罪行。

在政治和經濟壓力下，愈來愈多的人遷到市區，創造出連紐約和倫敦都自嘆不如的大都會區，也使毗鄰都會的地區產生了人畜雜居的貧民窟。現有三十多個這種都會區中，最大的是東京橫濱都會圈，人口總數達三千八百萬。當我們考量這麼巨大的人群聚落所面對的公衛風險時，千萬別忘了美國北部還有另一個被稱暱為波華走廊（從波士頓到華盛頓）的地域人口更多。

此外，人口成長以及人類如何利用土地，破壞了開闊的空間，干擾了生態系統，增加了人類與野生動物和昆蟲的接觸。許多動物都是因為氣候變化，棲地遭毀，而新遷到某些地區。

如今人們也較常旅行，以先前難以想見的速度更快到達更遠的距離，對於維持全球經濟繁榮的動物和商品，以及依附其上的微生物也是如此。因此在二〇一一年，德國一家有機農場的一批芽菜受微生物感染，結果造成十六國三千九百五十人嚴重下痢，五十一人死亡，這樣的情況也就不足為奇。

微生物由隔絕和過度擁擠的地方移到人口稠密的大片地域，讓它們肆無忌憚地繁殖，這些微生物包括由食物傳播、在醫療環境中散布，和實驗室意外的產物。實驗室產生的這類微生物則包括不負責任的實驗創造出超級病菌，或者是單純的意外，比如二〇〇七年英國薩里佩布賴特實驗室造成附近農場的牛群爆發口蹄疫。

要避免再發生大流行病，我們必須在微生物的重心之外，採取全方位的作法，了解我們自己在創造新「瘴氣」的這些事件中所扮演的角色。

• • •

或許促成現有傳染病散播的最大綜合因素，就是氣候變遷。航太總署和美國國家海洋暨大氣管理局各自在他們對全球氣溫的分析中結論說，自一八八〇年開始紀錄以來，二〇一五年是史上最熱的一年。全球任何地方的氣候變化所產生的結果，由乾旱造成的沙漠化，到海水升高造成大規模的洪水。不過總體說來，各個報告都顯示，因為惡劣的天氣、與酷熱相關的疾病、肺病和過敏，以及和全球溫度上升與混亂的天氣模式所造成的傳染病，每年會造成四十萬人死亡。氣候變化會影響土壤濕度，因而影響收成的多寡，甚至因為熱度升高，而降低食物的營養價值，包括小麥和稻米的蛋白質含量。氣候變化對動物的分布有巨大的影響，而這些動物又是疾病的傳染窩和病媒，不論是鳥類、嚙齒動物，或者造成萊姆病的壁虱，或造成茲卡、登革熱或曲弓熱的蚊子。下雨或太熱太濕的天氣都會影響某個季節蚊子出生的數量，或者使用殺蟲劑的劑量，或進入本地溪流的寄生蟲數量。極端的氣候會造成人們溺水或熱衰竭。病原體對氣候變遷原因的政治辯論並無興趣：他們只要針對現實做出回應。而目前的估計是，到二一〇〇年，全球平均溫度會增加華氏三．一至七．二度。

氣候變遷也會使日常生活最微不足道的細節都得要調整。如果你是喬治亞州迪凱特地方學校的足球教練，校長說：「我不要看到有任何同學中暑。」於是你蒐集迪凱特的天氣資料，決定：「好，我們把八月的季前訓練移到清晨四時舉行。」

或者如果你是新澤西海邊城市的緊急事務經理，市長說：「如果海水倒灌，我們要怎麼做？」你就得去找美國全球變遷研究計畫的資料來參考，看看所在城市淹水的風險多大，氾濫平原在哪裡，想想你要準備執行什麼樣的疏散計畫。我們公共衛生這一行的工作，就是要把資料提供給各社區，協助他們了解這些風險。

溫度微微升高已經在加拿大卑詩省和美國太平洋西北岸造成加蒂隱球菌肺臟和腦部疾病，這是一種亞熱帶和熱帶的酵母菌；另外也有人因食用阿拉斯加威廉斯王子灣溫暖水域感染腸炎弧菌的生蠔，而發生水瀉和痙攣。這幾十年來，中歐和東歐、波羅的海和北歐國家壁虱帶原造成人類腦炎的病例數量和分布範圍也都增多，因為壁虱朝北散播，達到更高的緯度。在美國，過去二十年來，壁虱造成的萊姆病範圍也擴大到半個美國，東北高風險的郡數量增加了百分之三百二十。

不過由公衛的觀點來看，並非所有的氣候變化都有壞的影響。有的報告說，兒童常見的呼吸道融合病毒疾病季節已縮短，而旱災帶來的意外好處是死水減少，讓病媒蚊難以孳生。不過這些蚊蟲會移往更溫和的氣候和更高的緯度。

• • •

前面提到，假如要說有哪種疾病讓像我這樣的人晚上輾轉難眠，那就是流感。不論在任何時候，感染鳥類和豬的流感病毒只要變換幾個胺基酸，就會造成另一波人類大流行病。讓大家有個概念：任何地方如果發生像一九一八年那麼嚴重的流感，就等於要為我們的鄰居、朋友和親人準備一百五十萬個屍袋。

幾乎所有的微生物都可以透過基因轉移對抗生素產生抗藥性，造成血液感染、肺炎或其他因感染控制不良而散布到整個社區的疾病。在當今這種醫療旅遊的時代，病人願意遠赴他方，以求更高品質或更低價格的醫療服務，超級病毒很容易就會散布至世界各地。

另一種該憂心的重大疾病是SARS／MERS和相關病毒引起的疾病，它們可以在醫院散播，然後在各社區造成疫情，最後引發大流行病。就在本書寫作之時，許多高階官員都因他們在波灣MERS爆發時的應變表現不佳而下台，而我們依舊沒有真正了解這種病是怎麼傳播的，只知道單峰駱駝似乎會帶來威脅，不過有一種有效的疫苗應可以因應。

如我們所見，像伊波拉這類病毒帶來的病毒出血熱經由直接接觸，也可能因大呼吸粒子，帶來社區感染的風險。這種傳染方式提高了醫院爆發疫情的可能性，也容易經由全球旅遊而迅速傳播。幸好在公衛系統健全的國家，伊波拉病毒不太可能會造成社區傳染。再一次地，在醫療環境中，和家人之間，曾有過亨尼帕病毒會人傳人的報告，造成腦炎或肺炎致死。這些病毒在大洋洲和亞洲有蝙蝠作為傳染窩，但它們也能感染其他多種動物，最近在澳洲就傳出馬的疫情，雖然尚未出現在北美，但應有這樣的可能。

有些病毒以地域分布遼闊的蚊子為病媒，或者可以很快傳播給新病媒蚊，不論是登革熱、曲弓熱，或者會危害孕婦，造成胎兒嚴重畸形的茲卡病毒，都會造成大流行病。

另外還有性病——如ＨＩＶ／愛滋病，不但會迅速傳播，也不免在感染之後數十年造成致命的疾病。由於潛伏期長，讓它們在感染數百萬人之後，才看出這是大流行病。另外，操弄兩性的政治權術也造成連平常的性病都很難治，就像淋病細菌已經對抗生素有了抗藥性，而散播全球。

另外還有生物恐怖主義。前面提到，炭疽菌雖然不會傳染，但可以利用經過改造的孢子特色，造成破壞力極大的疫情。如天花等瘟疫則會傳染，因此很可能成為恐怖分子的攻擊武器。幸好我們有足夠的疫苗，只要病例一經確認，就可以迅速由國家安全儲備體系支用疫苗，給所有接觸帶原者的人施打。雖然科學家粗心大意釋出致命微生物不能算是生物恐怖行動，但我也把這種行為和他們培養超級病毒卻未經監督，同列在生物恐怖主義這個範疇。

• • •

微生物和人類永遠在跳你進我退的永恆之舞，因此我們可以預期新的病原體必然會出現，現有的病原體也會學到新招式，開拓它們在環境中的變化。幸而只要我們更加注意最初造成感染的因素，就能防範大部分感染的發生。最重要的是，我們不能把感染當成只是公共衛生出了差錯而已。比如在醫療環境感染和微生物的抗藥性這兩方面，我們可以預防醫療遊客帶回並散播NDM-1腸道菌感染症這種號稱無藥可醫的超級細菌。我們不該再用抗生素餵中國的豬，以免產生MCR-1（plasmid-mediated-colistin resistance）[1]的遺傳基因，傳播到人類的病原體。我們也可以預防老祖母在醫院因為用了汙染的內視鏡檢查而導致血液感染；而面對新興感染，我們對於自己的影響力也應更加謹慎。

就算我們不能預防，至少也可減緩大部分的疫情。養成簡單的衛生習慣，比如飲食工作者經常洗手，就能讓美國每年四千八百萬個經食物傳染的疾病大幅減少。同樣的情況也適用在美國每年七十二萬二千個院內感染，所造成七萬五千人死亡的病例。這些疾病聽來或許不如新興傳染病的疫情那麼刺激，但衝擊卻更大。

1　二〇一五年中國大陸首度發表在食用動物、肉品及人類等檢體中均檢出新型抗藥性基因mcr-1，帶有這種基因的細菌對後線抗生素colistin產生抗藥性，若未有效防範，可能導致無抗生素可用的困境。請見http://www.cdc.gov.tw/professional/info.aspx?treeid=cf7f90dcbcd5718d&nowtreeid=f94e6af8daa9fc01&tid=1507E6F09C47D186

真正成為頭條新聞的疫情，比如伊波拉病毒、MERS和茲卡病毒所帶來的疾病，則不該只把它們看成天災，而應視為在礦坑裡只要聞到瓦斯，就會鳴叫警告的金絲雀，提醒我們注意脆弱的公衛系統。

美國很幸運有CDC這個公衛機構，全球則有世衛組織負責，不過儘管這兩個組織提供明確的指引和科學專業，公衛卻並非發生在亞特蘭大或日內瓦，而是在我們的社區。我們必須在社區裡建立更好的公衛體系，並找出方法讓人們參與這樣的努力。

我在CDC的時候，曾在官方部落格貼出避難防災知識的文章，不過我沒舉常見的颶風例子，而是舉預防殭屍末日為例。[2]這則搞笑的貼文吸引了許多人閱覽，文中說明了個人準備並不只是急救包就夠了，而是要確定我們有豐富的資訊，注射了疫苗，學會了心肺復甦術，積極參與如紅十字會等單位的社區災難防治工作，同時要保持自己的健康。別的不說，至少在殭屍來襲時，我們可以跑得比他們快！在危機來臨時，醫療工作人員和公衛領導人的參與投入是必要的，但光這樣還不夠。我們必須動員整個社區和整個政治體系來遏止疾病的蔓延，協助社區復原。大規模的疫情爆發和其他公衛急難都是政治事件，必須由第一天起就意識到這個危機並且加以管理。準備和預防的行動亦然。保護公民免於公衛急難應該和防止外侮入侵一樣，都是政府的核心功能。

要藉著對大流行病、全國災難和化學生物和輻射恐怖主義做好準備，主動應變，以確保全球衛生安全，我們就必須支持每一個國家的日常公衛系統，不能平時不燒香，臨時抱佛腳，指望它們在危機時迅速提升到需要的水準。

在全球層面，我們必須新增聯合國衛生安全次長的職位。這個人的任務是動員全球所有單位或組織，確保準備和應變的磋商是處於領袖層級，而非僅僅是衛生部長層級。

目前已經有以應急基金支持世衛組織的計畫，不過我們需要的是改進國際衛生安全準備的全球基金，就像防治ＨＩＶ／愛滋病、肺炎和瘧疾的全球基金一樣。我們也可用這種新全球基金來支持開發防治大流行病新藥物和疫苗的國家，就像美國的作法一樣，並且為如伊波拉疫苗等攸關緊要的材料，建立全球的儲備。不過新的醫療對策絕不能用來做支撐不良公衛系統的支柱。

每一個國家都必須界定自己準備和因應流行病的重要活動是什麼。對於這些活動的核心，我的建議是成立緊急應變中心，融合包括媒體報導和社交媒體等多種資訊來源，做全國性的演習和計畫，例行蒐集疾病監測資料，在災難發生時提供藥物和協調，並且要有能力管理應變團隊。

—

2　請參考網址https://blogs.cdc.gov/publichealthmatters/2011/05/preparedness-101-zombie-apocalypse/

這些全國規模的改進需要巨額的全球投資，不過最近的突破已經一再證明：美國絕非對外來微生物免疫的一座孤島。我們的命運與舉世其他地方息息相關。

美國在公衛方面固然居領導地位，但並非在各個方面都屹立不搖。太多醫院內感染和死亡表示我們在醫療環境中現有的感染管制做得不佳。儘管我們是如此富裕的國家，但我們的嬰兒死亡率卻高得教人臉紅——舉世排名一六七位，而這也是因為醫療之間的不平等所造成。

最近，美國健康信託會和詹森基金會發表了二〇一五年的一個報告，題為「疫情爆發：保護美國人不受傳染病威脅」。報告指出，在預防、偵測、診斷和應變疫情方面，若以十分為評分標準，則共有二十八州和華府的得分在五分以下。同時，全國郡市衛生官員協會也以本地衛生官員為調查對象，提出報告，表示十名衛生官員中就有八名說他們欠缺評估氣候變遷潛在影響的專業，無法有效擬定計畫。十名官員中也有九名表示他們欠缺足夠的資源。

我們必須要做得更好，而且必須組織起來對抗拿雪球進參議院以顯示氣候暖化純屬無稽的這類愚行。我們必須超越因小失大的政策，不要只顧著節省道路橋梁和機場的實體建設，甚至也扣剋公衛的基礎建設。我們必須超越「頭痛醫頭、腳痛醫腳」的作法，不能只在公衛危機出現時才報告，才要求緊急經費。我們也不能再忽視培養全美三億人口人力資本的完全發展。

然而否定似乎是最常見的心態。有的領袖想要讓現實配合對他們有利的工作議程，就像中國拒絕對SARS疫情吐實，或者像世衛組織在二〇一四至一五年不肯承認伊波拉疫情的嚴重。

在最有可能遭海水倒灌或熱帶疾病入侵的佛羅里達，州政府官員在文書和報告中，都禁用如「氣候變遷」或「全球暖化」這樣的辭彙。

這是原始的奇幻思維，或者是原始的第三世界互捧之風？讓狹隘的自我利益造成目光如豆，趁手上有權力或財富，現在能撈就撈，不顧長期的後果。

我不知道用語言文字來傳達真相會有什麼懲罰，或許某個政客會用巫術槍射我。時機已經來到，我們不該再把公共衛生當成陳列櫃裡的消防斧，只有在緊急時擊破玻璃使用，而該在建築大樓時就採用防火材質，並配備滅火器和灑水系統。換言之，我們必須在社區的基礎建設之中，直接納入預防措施，讓它們能有適應力。要這樣做，必須先蒐集正確的資料，讓我們能辨識出問題背後的原因，設計有效的預防之道，並且監測這些方法的進展，改善社區的健康。

這些是我們做的抉擇，而最後我們也會知道巴斯德說的：「諸位，最後說了算的老大，是微生物。」這話究竟是對是錯。

next叢書 242

對決病毒最前線
從流感、炭疽病、SARS到伊波拉，資深防疫專家對抗致命傳染病的全球大冒險

作者—阿里．可汗
執筆—威廉．派屈克
譯者—莊安祺
主編—李宜芬
封面設計—兒日設計
責任企劃—張瑋之

董事長—趙政岷
出版者—時報文化出版企業股份有限公司
108019台北市和平西路三段二四〇號三樓
發行專線—（〇二）二三〇六—六八四二
讀者服務專線—〇八〇〇—二三一—七〇五
（〇二）二三〇四—七一〇三
讀者服務傳真—（〇二）二三〇四—六八五八
郵撥—一九三四四七二四時報文化出版公司
信箱—10899臺北華江橋郵局第九九信箱
時報悅讀網—http://www.readingtimes.com.tw
時報出版臉書—http://www.facebook.com/readingtimes.fans
法律顧問—理律法律事務所　陳長文律師、李念祖律師
印刷—盈昌印刷有限公司
初版一刷—二〇一七年十二月十五日
初版三刷—二〇二〇年四月十七日
定價—新台幣三六〇元
（缺頁或破損的書，請寄回更換）

時報文化出版公司成立於一九七五年，
並於一九九九年股票上櫃公開發行，於二〇〇八年脫離中時集團非屬旺中，
以「尊重智慧與創意的文化事業」為信念。

對決病毒最前線：從流感、炭疽病、SARS到伊波拉，資深防疫專家對抗致命傳染病的全球大冒險 / 阿里．可汗（Ali S. Khan）著；威廉．派屈克（William Patrick）執筆；莊安祺譯. -- 初版. -- 臺北市：時報文化, 2017.12
面；　公分. --（next叢書；242）
譯自：The next pandemic
ISBN 978-957-13-7237-2（平裝）
1.病毒性感染疾病

415.23　　106021510

THE NEXT PANDEMIC
by Dr. Ali S. Khan

ISBN 978-957-13-7237-2
Printed in Taiwan